Manual de Urología de Guardia

Editado por
Dr. Jorge Clavijo Eisele

Editor: Dr. J. Clavijo Eisele, FEBU. Prof. Agregado de Clínica Urológica. Facultad de Medicina. Univ. de la República. Montevideo. Uruguay. Consultant Urological Surgeon. St Hugh's Hospital. Grimsby. UK.

Titulo original: Handbook of On Call Urology. 2nd Ed. © 2016 Urology Solutions Ltd. Lincolnshire, UK.

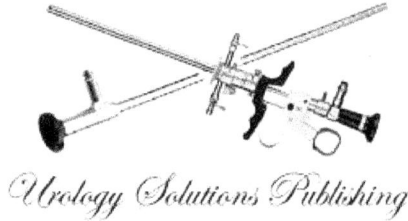

Urology Solutions Publishing

Traducción del editor.

Editorial: Urology Solutions Publishing.

Copyright © 2016. Urology Solutions Ltd. Lincolnshire, UK.

ISBN: 978-0-9931760-4-3

Impresión: CreateSpace. North Charleston, SC. USA.

Autores.

Dr. Diego Abreu Clavijo. Coordinador General del LARC (Latin American Renal Cancer Group). Servicio de Urología. Hospital Pasteur. Monte-video. Uruguay.
Cistitis y prostatitis agudas.

Dr. Pablo Castromán Espasandín. Prof. Agregado del Departamento y Cátedra de Anestesiología. Facultad de Medicina. Univ. de la República. Montevideo. Uruguay.
Tratamiento del dolor agudo en urología.

Dr. Raúl Cepellini Magariños. Prof. Agregado de Clínica Urológica. Facultad de Medicina. Univ. de la República. Montevideo. Uruguay.
Hematuria.

Dr. Omar Clark Vidal. Jefe del Servicio de Urología. Hospital Central de la Fuerzas Armadas y Asociación Española. Docente Asociado a la Cátedra de Urología. Montevideo. Uruguay.
Trauma pélvico.

Dr. Jorge Clavijo Eisele, FEBU. Consultant Urological Surgeon. St Hugh's Hospital. Grimsby. UK. Prof. Agregado de Clínica Urológica. Facultad de Medicina. Univ. de la República. Montevideo. Uruguay.
Infecciones urinarias. Infecciones del aparato urinario alto. Cistitis y prostatitis agudas. Infecciones de genitales externos masculinos. Infecciones del tracto urinario durante el embarazo. Urosepsis. Retención aguda de orina. Colocación de un catéter suprapúbico (CSP) o cistostomía. Anuria obstructiva y manejo de la insuficiencia renal obstructiva. Hematuria. Dolor escrotal agudo. Priapismo. Traumatismo renal y ureteral. Complicaciones intra-operatorias. Complicaciones postoperatorias. Enfermedad embólica renal. Trombosis de la vena renal. Hematoma retroperitoneal espontáneo. Crisis hipertensivas por feocromocitomas. Disreflexia autonómica. Urgencias en uro-oncología. Compresión de médula espinal asociada al cáncer urológico. Complicaciones del tratamiento con BCG intravesical. Hipercalcemia en los tumores malignos urológicos. Cistitis y proctitis rádicas. Sepsis neutropénica post-quimioterapia. Tratamiento del dolor agudo en urología.

Dr. Fernando Craviotto López. Prof. Adjunto de la Cátedra de Urología. Facultad de Medicina. Univ. de la República. Montevideo. Uruguay.
Parafimosis. Disreflexia autonómica.

Dr. Roberto De Los Santos González. Prof. Adjunto de la Cátedra de Urología. Facultad de Medicina. Univ. de la República. Urólogo. Hospital Maciel. Montevideo. Uruguay.
Trauma de genitales externos. Complicaciones del tratamiento con BCG intravesical.

Dr. Ricardo Decia Mendizábal. Prof. Adjunto de la Cátedra de Urología. Facultad de Medicina. Univ. de la República. Jefe del Servicio de Urología. Hospital Pasteur. Montevideo. Uruguay.
Dolor escrotal agudo.

Dr. Sanjay Dixit, FRCP. Consultant Oncologist. Princess Cancer Centre, Cottingham; y Spire Hull Hospital. Hull. UK.
Compresión de médula espinal asociada al cáncer urológico. Cistitis y proctitis rádicas.

Dr. Edward Eguiluz Jardín. Prof. Adjunto de la Cátedra de Urología. Facultad de Medicina. Univ. de la República. Hospital de Maldonado. Maldonado. Uruguay.
Complicaciones postoperatorias. Sepsis neutropénica post-quimioterapia.

Dr. Luis García Guido. Prof. y Director de la Cátedra de Urología. Facultad de Medicina. Univ. de la República. Montevideo. Uruguay.
Infecciones del aparato urinario alto. Anuria obstructiva y manejo de la insuficiencia renal obstructiva. Priapismo. Traumatismo renal y ureteral.

Dra. Rossana Ghierra Goyén. Prof. Adjunta de Laboratorio Clínico. Sanatorio Asociación Española. Montevideo. Uruguay.
Hipercalcemia en los tumores malignos urológicos.

Dr. Toni Jora, FEBU. Staff Grade in Urology. Royal Derby Hospital, Derby. UK. Asistente universitario. Clinic Urologie. Spitalul Clinic St. Ioan. Bucarest. Rumania.
Retención aguda de orina.

Dr. Shahzad Laghari, MRCS. Consultant Urological Surgeon. Scunthorpe General Hospital. Scunthorpe. UK.
Cólico nefrítico.

Dr. Raúl Langenhin Rodrigo. Prof. Adjunto de la Cátedra de Urología. Facultad de Medicina. Univ. de la República. Hospital Escuela del Litoral. Director Técnico, Sanatorio Modelo, COMEPA. Paysandú. Uruguay.
Traumatismo renal y ureteral.

Lic. Sally Larn, RN. Cancer Nurse Specialist in Urology. Diana Princess of Wales Hospital. Grimsby. UK.
Inserción de catéter uretral.

Dr. Alejandro Machado Foianini. Prof. Adjunto de la Cátedra de Urología. Facultad de Medicina. Univ. de la República. Cooperativa Asistencial Médica del Oeste de Colonia. Carmelo. Uruguay.
Retención aguda de orina. Cistitis y proctitis rádicas.

Dr. Roberto Molina Escudero, FEBU. Servicio de Urología. Hospital Universitario de Fuenlabrada. Madrid. España.
Hematuria. Complicaciones postoperatorias.

Dra. Laura Mouro Guidici. Prof. Adjunta de la Cátedra de Urología. Facultad de Medicina. Univ. de la República. Jefa de la Unidad de Litiasis. Hospital Maciel. Montevideo. Uruguay.
Cólico nefrítico.

Dr. Oscar Noboa. Prof. y Director de la Cátedra y del Centro de Nefrología. Hospital de Clínicas. Facultad de Medicina. Univ. de la República. Montevideo. Uruguay.
Anuria obstructiva y manejo de la insuficiencia renal obstructiva.

Dra. Gabriela Ottati. Prof. Adjunta de la Cátedra y del Centro de Nefrología. Hospital de Clínicas. Facultad de Medicina. Univ. de la República. Montevideo. Uruguay.
Anuria obstructiva y manejo de la insuficiencia renal obstructiva.

Dr. Ricardo Pou Ferrari. Prof. Agregado de Clínica Ginecológica. Facultad de Medicina. Univ. de la República. Director, Clínica Pou. Montevideo. Uruguay.
Infecciones del tracto urinario durante el embarazo.

Dr. Roberto Puente Cordano. Prof. y Director de la Cátedra de Urología. Facultad de Medicina. Univ. de la República. Montevideo. Uruguay.
Infecciones del aparato urinario alto.

Dr. Abhay Rane, OBE MS FRCS(Urol). Prof. Adjunto de Urología. University of Southern California. Los Angeles. US. Consultant Urological Surgeon. Redhill Hospital y Gatwick Park Hospital. Surrey. UK.
Cólico nefrítico.

Dr. Peter Rimington, FRCS. Consultant Urological Surgeon. Eastbourne District General Hospital y The Lushington Clinic. Eastbourne. UK.
Traumatismo renal y ureteral.

Dra. Luciana Robino. Pediatra. Asistente del Departamento de Bacteriología y Virología. Instituto de Higiene. Facultad de Medicina. Univ. de la República. Montevideo. Uruguay.
Infecciones del tracto urinario en niños.

Dr. Mark Rogers, FRCS. Consultant Urological Surgeon. Scunthorpe General Hospital. Scunthorpe. UK.
Hematuria.

Dr. Tomás Rosenbaum. FRCS. Consultant Urological Surgeon. Ealing Hospital; y Clementine Churchill Hospital. Londres. UK.
Dolor escrotal agudo. Disreflexia autonómica.

Dr. José Juan Rozanec. Prof. y Director del Departamento de Urología. Univ. Católica Argentina. Hospital Univ. Austral. Buenos Aires. Argentina.
Hematoma retroperitoneal espontáneo.

Dr. Samer Salloum, MD, PhD, MRCS. Urology Registrar. Glangwili General Hospital. Carmarthen. UK. Dep. de Urología. Centro de Investigación del Cáncer N. N. Blokhin. Moscú. Rusia.
Infecciones de genitales externos masculinos. Colocación de un catéter suprapúbico (CSP) o cistostomía. Hematuria. Parafimosis. Priapismo. Trauma pélvico. Trauma de genitales externos. Complicaciones postoperatorias.

Dra. Ana Schwartzmann Bruno. Asistente y Docente Asociada Honoraria del Departamento y Cátedra de Anestesiología. Facultad de Medicina. Univ. de la República. Montevideo. Uruguay.
Tratamiento del dolor agudo en urología.

Dr. Guru Balaji Shanmugham, MRCS. Consultant Urologist and Andrologist. Hospitales Prashanth y Fortis. Chennai. India.
Cólico nefrítico. Parafimosis.

Dr. Ruben Suarez Besio. Servicio de Urología. Hospital Pasteur y Centro de Asistencia del Sindicato Médico del Uruguay. Montevideo. Uruguay.
Complicaciones intraoperatorias.

Dr. Prateek Verma, FRCS. Staff Grade in Urology. Eastbourne District General Hospital. Eastbourne. UK.
Cólico nefrítico. Anuria obstructiva y manejo de la insuficiencia renal obstructiva. Trauma de genitales externos.

Dr. Claudio Villa Garganigo. Servicio de Urología. Hospital Central de la Fuerzas Armadas y Asociación Española. Montevideo. Uruguay.
Disreflexia autonómica.

Dr. Eduardo Zungri Telo. Urólogo Consultante. Clínica Vida y Centro Médico El Castro. Hospital Perpetuo Socorro. Vigo. España.
Retención aguda de orina. Inserción de catéter uretral. Colocación de un catéter suprapúbico (CSP) o cistostomía.

Agradecimientos.

Peter Rimington, Graham Watson y Will Lawrence en el Reino Unido.

Shlomo Raz, Jens Rassweiler, Juan Jubín, Raúl Cepellini Olmos † y Roberto Rocha Brito †. Y a todos los que trataron de enseñarme. Luis García Guido además, colaboró con valiosos aportes en las áreas temáticas seleccionadas.

Al mejor equipo con el que he trabajado hasta ahora: Raúl Langenhin, Hugo Badía, Ruben Suarez, Laura Mouro y Claudio Villa.

Dr. Jorge Clavijo Eisele

Índice de capítulos.

Introducción.

Este libro es una colección de soluciones para los frecuentes problemas que requieren una solución urgente en Urología.

Espero que le haga la vida más fácil y le ayude a aprender las destrezas necesarias para proporcionar una buena atención de emergencia en la especialidad.

Toda la información superflua o controversias se han omitido deliberadamente.

Muchos pacientes agudos tienen comorbilidades, por lo que tendrá que utilizar la información proporcionada en este libro en el marco de la atención general del paciente.

Ni este libro ni ningún otro le proporcionará buen juicio ni experiencia. Espero que Ud. desarrolle ambos y que el libro sea un apoyo y una guía.

La mayor parte de los principios de buena práctica médica en general se aplican a la Urología en agudo. Trabaje de forma segura y aplique la solución que mejor se adapte a los intereses del paciente.

Si usted se ahorra de manera segura una ida al hospital porque alguien ha leído este libro, el mismo habrá cumplido su propósito.

¡Buena suerte y disfrútelo!

Dr. Jorge Clavijo.
Verano 2016.

Para Andy y Martín,
Mis flechas hacia el futuro.
Y para Rossana,
El arco.

Manual de Urología de Guardia.

En teoría, no hay diferencia entre la teoría y la práctica; en la práctica, sí la hay.

CAPÍTULO 1. Infecciones de las vías urinarias.

J Clavijo.

Definición.
Una infección urinaria (IU) es la invasión y la reacción del riñón y de las vías urinarias a los organismos que producen la enfermedad y a sus toxinas. La reacción suele incluir inflamación del órgano afectado. En el hombre se debe tener en cuenta el concepto de infección genitourinaria.

La mayoría de estos casos se tratará en atención primaria con manejo sintomático en el escenario menos severo y ciclos cortos de antibióticos para el resto. La mayoría de las infecciones urinarias pueden progresar a una sepsis de origen urogenital. Este es un cuadro muy serio con alta morbimortalidad.

Las infecciones urinarias son también las infecciones iatrogénicas intra-hospitalarias más frecuentes.

Clasificación de las infecciones del tracto urinario:
1. IU baja sin complicaciones (cistitis).
2. Pielonefritis no complicada.
3. IU complicada con o sin urosepsis incluyendo: pielonefritis, pionefrosis, abscesos, prostatitis, epididimitis y orquitis. Infecciones del tracto urinario en un órgano anormal estructural o funcionalmente, o con una enfermedad subyacente que compromete la respuesta inmune del paciente.
4. Uretritis y Enfermedades de Transmisión Sexual (ETS).

1.1. Infecciones del aparato urinario alto.

J Clavijo, R Puente y L García.

Definición.
1. Pielonefritis aguda: infección bacteriana que afecta el sector túbulo-médulo-intersticial del parénquima renal.

2. Pionefrosis: infección supurada de la pelvis renal y riñón en un sistema obstruido. Esto conduce a la colección de leucocitos, bacterias y residuos por encima de la obstrucción. Básicamente una hidronefrosis infectada. La función renal se ve comprometida. Es una etapa avanzada de la pielonefritis obstructiva.

3. Otras presentaciones pueden incluir abscesos en, o adyacentes al riñón (peri-renales, para-renales, del psoas, etc.). Los múltiples abscesos pequeños se denominan "pionefritis". La presencia de gas ("enfisematosos" pielonefritis enfisematosa propia de los diabéticos obstruidos) producido por agentes infecciosos puede observarse en la imagenología. La reacción inflamatoria o fibrótica a las infecciones se llama "xantogranulomatosa" (rara).

En general las dos primeras son la mayoría de los casos.

Etiología.
El mecanismo involucra o una infección urinaria ascendente o la diseminación hematógena de bacterias. Como muchas de estas presentaciones serán en sistemas urinarios patológicos, también tendrá que ser investigada y tratada la causa subyacente.

Los microorganismos más frecuentes son entero-bacterias.

Diagnóstico.
Historia: se debe buscar la identificación de la posible fuente de infección, preguntando síntomas como dolor y disuria. También pueden ocurrir otros síntomas de vaciado, como frecuencia y urgencia. En los pacientes con sonda permanente o en pacientes de edad avanzada la única característica puede ser la disminución de conciencia o confusión propia de los ancianos. Otros síntomas: fiebre, dolor en el flanco, náuseas, vómitos, hematuria, frecuencia, urgencia, repercusión del estado general.

Diferencial: descartar causas de abdomen agudo. En los pacientes en los extremos de edad, la presentación puede ser atípica.

CAPÍTULO 1. Infecciones de las vías urinarias.

La presentación clásica en la pielonefritis aguda es:
1. Fiebre.
2. Dolor en ángulo costo vertebral.
3. Piuria.

Antecedentes médicos: litiasis, IU anterior, catéter u otra derivación urinaria externa. Malformaciones congénitas. Cirugía.

Historia medicamentosa: inmunosupresores.

Examen: fiebre, hipotensión, palidez, riñones palpables, dolorosos y aumentados de tamaño.

Investigaciones:
Sangre: se deben tomar muestras para hemocultivo (si hay pirexia > 38o C y/o "escalofríos") y también sangre para función renal y electrolitos, y un hemograma completo. Marcadores inflamatorios: PCR, VES, pro-calcitonina.

Imagen: el requisito principal es identificar a los pacientes con riñones obstruidos cuyas pionefrosis requieren drenaje. La investigación radiológica de elección dependerá de los recursos locales, pero será por ecografía o TC. Fig. 1.1-3. Hay ventajas para ambas investigaciones; la ecografía para identificar un riñón hidronefrótico sin exposición a radiación y sin contraindicaciones, idealmente en el área de emergencia y por el equipo de urología. TC estaría contraindicada en el embarazo (relativa) e implica exposición a radiación, pero puede también, con mayor fiabilidad identificar cálculos, la causa más común de obstrucción del uréter. En la TC buscar áreas de defectos de perfusión (pielonefritis). Como se mencionó anteriormente, también buscar abscesos, gas y fibrosis y evaluar el riñón contralateral.

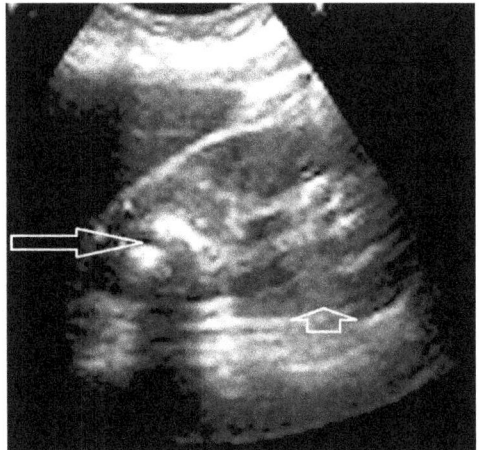

Fig. 1.1. Ecografía mostrando dilatación pelvi-calicial derecha y cálculos del polo superior (con sombra posterior).

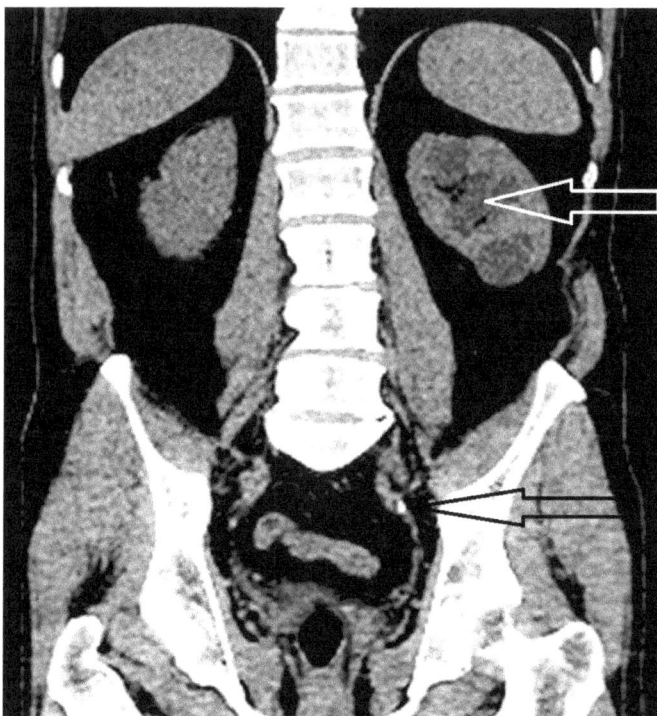

Fig. 1.2. Vista coronal de TAC con litiasis ureteral izquierda (flecha negra) y dilatación pielocalicial izquierda (flecha blanca).

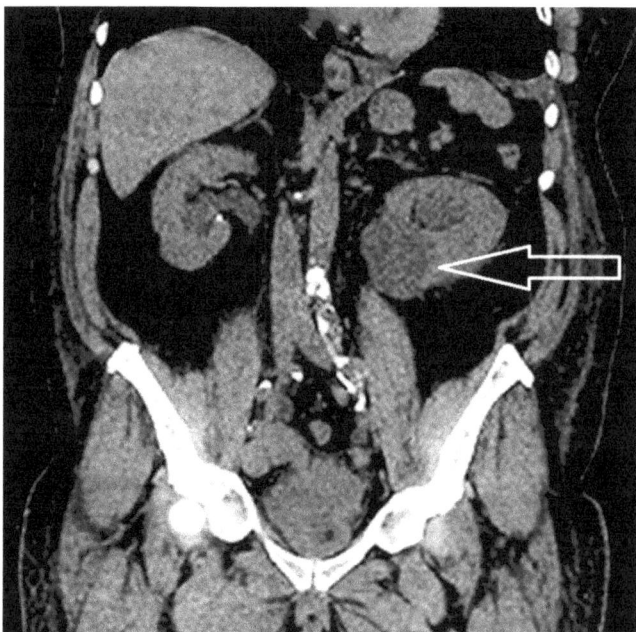

Fig. 1.3. Vista coronal de TAC con absceso renal izquierdo.

Otros: orina y urocultivo con antibiograma.

Tratamiento.
Médico.
En el paciente en shock (sepsis), reanimación con soluciones i/v de urgencia. En casos graves solicitar apoyo de Cuidados Intensivos. Siga el protocolo de reanimación local.

Proporcionar analgesia y antipiréticos. Usar antibióticos de acuerdo al urocultivo y hemocultivos (raramente disponibles). Antes de que se dispongan, considere un betalactámico (Amoxicilina) asociado con amino-glucósido (Gentamicina) i/v, o una quinolona (Ciprofloxacina) i/v u oral de acuerdo con el estado del paciente. Regímenes: Ciprofloxacina 500 mg c/12 horas durante 2 semanas o Cefotaxime o Ceftriaxona 1-2 g c/8 horas; o Gentamicina 3 a 5 mg/ kg/día. Si no hay respuesta clínica: Tazocin 4,5 g c/8 horas.

Organismos y antibióticos: la mayoría de las infecciones urinarias se deben a enterobacterias, principalmente E. Coli, Pseudomonas y cocos Gram positivos (Staphylococcus-Enterococcus). El tratamiento antibiótico depende del protocolo local (los patrones de prescripción locales afectan la sensibilidad bacteriana). La duración del tratamiento dependerá de la gravedad de la infección. Es de 14 días para una pielonefritis simple, y será de hasta 21 días en pionefrosis o pielonefritis obstructiva, o incluso continua, hasta que la causa predisponente haya sido erradicada.

Los pacientes sin dilatación (por TC o Ecografía) y sin compromiso sistémico pueden ser considerados para tratamiento ambulatorio.

Escenarios especiales:
a. Catéteres permanentes o nefrostomía:
    1. No tratar bacteriuria asintomática.
    2. Si la orina es fétida o hay fiebre, obtener urocultivo y tratar en consecuencia.
    3. El tratamiento de antibióticos debe durar 7-14 días.

b. Lesión de la Médula Espinal:
    1. La evaluación urodinámica debe hacerse con la orina aséptica o la carga bacteriana más baja posible (y bajo cobertura antibiótica). No urgente.
    2. Asegúrese de que la vejiga está vacía sin volumen residual.
    3. No tratar bacteriuria asintomática.

Quirúrgico.

Después del manejo inmediato con analgesia y antibióticos el siguiente paso es identificar la causa predisponente e identificar qué pacientes necesitarán intervenciones inmediatas o tardías. La causa principal de morbilidad y mortalidad en las infecciones urinarias es la demora así que actúe con rapidez y eficacia.

En el caso de los pacientes con infecciones del tracto urinario a los que se les realizará cualquier tipo de intervención, el tratamiento antibiótico adecuado debe iniciarse antes del procedimiento, para que el probable pasaje de bacterias a la circulación y los efectos de esta se reduzcan al mínimo. Para los pacientes con retención urinaria y sepsis el paso de un catéter uretral permite el drenaje y ayuda la resolución de la infección. También se puede considerar una cistostomía.

El tratamiento en situaciones de emergencia también dependerá de los servicios disponibles a nivel local.

Una **nefrostomía** permitirá el drenaje de pionefrosis, pero otras opciones son posibles dependiendo de la situación clínica.

Un catéter ureteral retrógrado (punta abierta) o **doble J** pueden drenar un sistema obstruido. En estos casos la bacteriemia puede ser más frecuente que con intervenciones anterógradas.

Drene cualquier colección, ya sea en forma quirúrgica o percutánea (guiada por imagen). No pierda el tiempo.

En casos excepcionales la decisión puede ser intentar el tratamiento de un cálculo con ureteroscopía y litotricia. En ocasiones, si el paciente no mejora o empeora luego del drenaje, será necesaria una nefrectomía de urgencia, que conlleva considerable morbilidad y mortalidad en pacientes sépticos.

Una vez que la infección haya desaparecido se puede planear de forma electiva la desobstrucción de unidades hidronefróticas.

Cálculos urinarios: entre los pacientes con cálculos coraliformes el 80% tienen infecciones urinarias, así que planee la eliminación completa de la litiasis y el tratamiento de la infección. Si la litiasis no se puede extraer, iniciar terapia con antibióticos a largo plazo (Ciprofloxacina 500 mg c/12 horas durante un mes).

Complicaciones y efectos secundarios.
Sepsis, shock e insuficiencia multiorgánica, si no se controla la infección, con una tasa de mortalidad de alrededor del 80%.

Resultados.

Las IU complicadas responden a los principios básicos del tratamiento de la infección: drenaje y proporcionar antibióticos adecuados. Mantener los niveles de hidratación a estándares óptimos y corregir comorbilidades con eficacia y prontitud.

Referencias.

1. Initial treatment of pyonephrosis using percutaneous nephrostomy. Value of the technique. Lledó García E, Herranz Amo F, Moncada Iribarren I, Verdu Tartajo F, Duran Merino R, de Palacio España A, González Chamorro F, Camuñez Alonso F, Echenagusia Belda A, Simo Muerza G, et al. Arch Esp Urol. 1993 Oct; 46(8):711-8.
2. European Association of Urology Guidelines. www.uroweb.org.
3. Urinary tract infection. Ahmed H, Silhi N, Tsiouris A, Emberton M. In: Urological Emergencies in Hospital Medicine. ISBN 978-1-85642-337-3. p 103.
4. Infection of the upper urinary tract. Meng MV, McAninch JW. In: Urological Emergencies. A practical Guide. ISBN 1-58829-256-8. p 115.
5. Imaging of urinary tract infection in the adult. Browne RF, Zwirewich C, Torreggiani WC. Eur Radiol. 2004 Mar; 14 Suppl 3: E168-83.

1.2. Cistitis y prostatitis agudas.

Infecciones del tracto urinario bajo.

D Abreu y J Clavijo.

1. Cistitis bacteriana aguda.

Definición.
Infección superficial que afecta el epitelio de revestimiento de la vejiga. En la vida adulta cerca de 50% de las mujeres tendrán al menos un episodio de cistitis, de éstas la mitad tendrán por lo menos una recurrencia.

Etiología.
30 veces más frecuente en mujeres que en hombres. La cistitis bacteriana aguda es un fenómeno frecuente incluso en mujeres normales. La mayoría de las cistitis son causadas por un único agente etiológico. Las bacterias Gram negativas son responsables de la gran mayoría de casos, siendo Escherichia Coli la más común (80% de los casos). Otros uro-patógenos responsables son: Proteus mirabilis, Klebsiella pneumoniae, Enterococcus faecalis, Staphylococcus saprophyticus y Cándida Albicans (en pacientes inmunocomprometidos, bajo terapia con antibióticos a largo plazo, pacientes diabéticos o bajo esteroides). La presencia de comunidades bacterianas intracelulares de Escherichia Coli, en el urotelio vesical, demostraron ser causa de infecciones urinarias recurrentes en la población pediátrica. El inicio de la vida sexual aumenta la incidencia en mujeres. Modificaciones en la flora vaginal, el aumento del PH vaginal por infecciones genitales y el uso de espermicidas también aumentan su incidencia. Las alteraciones hormonales en la postmenopausia aumentan el riesgo de IU, las que ocurren en el 60% de las mujeres postmenopáusicas, estando vinculadas a la pérdida del trofismo vaginal y uretral.

Diagnóstico.
Historia: es el elemento más importante para el diagnóstico. Síntomas: disuria, frecuencia, urgencia, dolor supra púbico, hematuria. Historia Ginecológica. Antecedentes médicos: infecciones urinarias, relación con el coito, estreñimiento. Historia medicamentosa: hormonas e inmuno-supresores.

Examen físico: descartar abdomen agudo. Trofismo vaginal. Inspeccione uretra buscando estenosis o divertículo.

Investigaciones:
Imagen: Ecografía urinaria con volumen residual para las cistitis recurrentes.

Otros: orina y urocultivo. El diagnóstico se hace por los síntomas y análisis de orina (normalmente con tira). Si se encuentran leucocitos y nitritos, se requiere cultivo (excepto en la cistitis simple en la mujer) y comenzar con antibióticos empíricos.

Cistoscopia para infecciones urinarias recurrentes (no urgente).

Tratamiento.
Médico.
25 a 40% de las cistitis femeninas se resuelven sin medicación. Los antibióticos deben ser elegidos de acuerdo a la flora local prevalente y perfil de sensibilidad. Familiarícese con su protocolo local. Por lo general, la Nitrofurantoína o Fosfomicina son considerados de primera línea dada su elevada eficacia (mayor de 90% en cepas de Escherichia Coli).
• Ciprofloxacina 500 mg c/12hs 3 días.
• Fosfomicina 3g (sólo mujeres) dosis única.

En caso de infección por Cándida: Fluconazol 200-400 mg por vía oral, diario durante 2 semanas. Y siempre organice estudios posteriores.

Complicaciones y efectos secundarios.
La cistitis puede progresar a pielonefritis y sepsis, especialmente en pacientes inmunocomprometidos. Hematuria, retención urinaria, dispareunia.

Resultados.
En general es bueno con diagnóstico y tratamiento tempranos. En los casos recurrentes, trate el episodio actual y organice la evaluación de forma electiva.

2. Prostatitis bacteriana aguda.

Definición.
Inflamación aguda del tejido prostático de origen bacteriano. Es una enfermedad que afecta a hombres de todas las edades, particularmente entre 35 y 50 años. En hombres menores de 50 años la prostatitis es el diagnóstico urológico por afección prostática más frecuente, y en mayores de 50 años sólo es superado por el diagnóstico de hiperplasia prostática benigna y cáncer de próstata.

Etiología.
En el hombre, las cistoprostatitis son siempre sospechosas de un trastorno anatómico o funcional subyacente, por lo que trate al paciente en la urgencia y organice estudios (electivos). La prostatitis bacteriana es causada

mayoritariamente por entero-bacterias, siendo Escherichia Coli responsable de 65 a 80% de los casos. No obstante, gérmenes Gram positivos frecuentemente aislados, como Enterococcus, Staphylococcus o Estreptococcus tienen un papel indefinido en cuanto a ser factores causales del cuadro infeccioso o simples colonizadores. La participación de otros microorganismos como

Chlamydias, Mycoplasmas y Tricomonas se encuentran en la misma situación, debiendo sospecharse en pacientes afebriles. La colonización prostática bacteriana es un hecho frecuente en pacientes con uropatía obstructiva por HPB, y sobre todo en pacientes con sonda vesical, donde aumenta 9 veces el riesgo de cultivos positivos.

Diagnóstico.
Historia clínica: escalofríos, fiebre, náuseas, vómitos, dolor suprapúbico y perineal, frecuencia, urgencia, chorro intermitente y retención urinaria, dolor o masa hipogástrica (globo vesical), hematuria, secreción uretral, testículos y epidídimos dolorosos y aumentados de tamaño. Retención aguda de orina (RAO). Antecedentes personales: infección urinaria previa, fimosis, coito anal sin protección o presencia de catéter vesical. Obstrucción infra vesical. Biopsia de próstata. Procedimientos urológicos o ano-rectales. Historia medicamentosa: inmunosupresores.

Examen físico: buscar retención urinaria, dolor o masa hipogástrica, secreción uretral, testículos o epidídimos dolorosos e inflamados, inflamación de la piel peno-escrotal. En el examen rectal: próstata agrandada, extremadamente sensible y blanda que puede ser irregular y de temperatura aumentada. Usted puede diferir este examen para evitar exacerbar los síntomas. Si lo realiza, evite la compresión de la glándula para evitar bacteriemia. Figura 1.4.

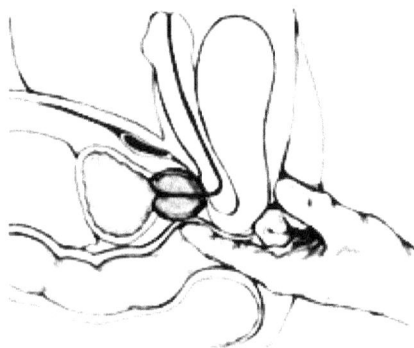

Figura 1.4. El diagnóstico es clínico y por examen de orina.

Investigaciones:

Sangre: no pida PSA. La prostatitis aumenta el PSA así que trate la infección y solicite el PSA después de 4 semanas de eliminada la infección. Hemograma completo y marcadores de infección (VES, PCR). Hemocultivo si está febril.

Imagen: ecografía con medición de orina residual postmiccional.

Otros: tira de orina: buscar leucocitos y nitritos. Urocultivo y antibiograma.

Tratamiento.
Médico.
Ciprofloxacina 500 mg, cada 12 horas durante 4-6 semanas. Para los pacientes sépticos: manejo genérico de la sepsis (ver capítulo) y Ceftriaxona 500 mg-1 g i/v c/8-12 horas +/- Gentamicina. Una vez restablecida la tolerancia oral, Ciprofloxacina por vía oral hasta completar 4 semanas. Añadir bloqueadores alfa (Tamsulosina) si hay síntomas miccionales o sospecha de los mismos.

Quirúrgico.
Tratar la retención urinaria: sonda vesical a corto plazo o preferible-mente una sonda suprapúbica.

Complicaciones y efectos secundarios.
Absceso prostático o fracaso del tratamiento (confirme por tomografía computarizada o ecografía transrectal). Fig. 1.5-6.

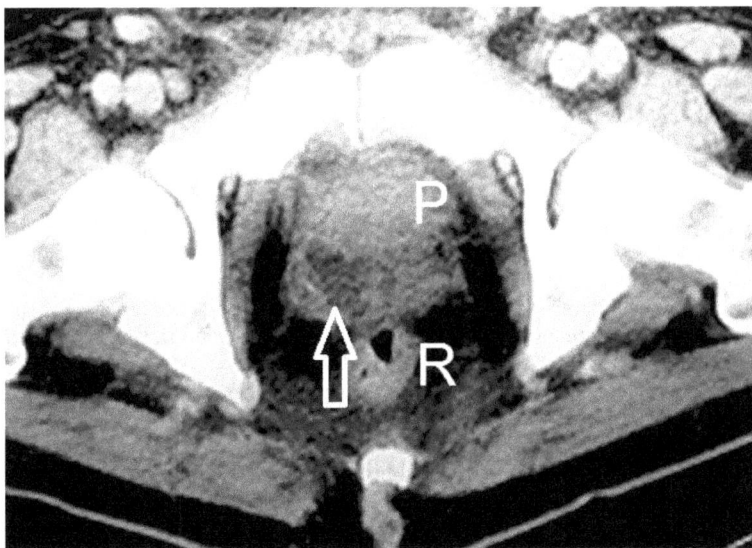

Fig. 1.5. CT muestra absceso prostático. P = próstata. R = recto. Flecha = absceso.

El tratamiento es el drenaje transrectal, incisión trans-uretral, aspiración transrectal o transperineal.

Resultados.
En general es bueno. Debe evaluarse de forma electiva la situación del tracto urinario inferior. Informar sobre recurrencia y pasaje a la cronicidad.

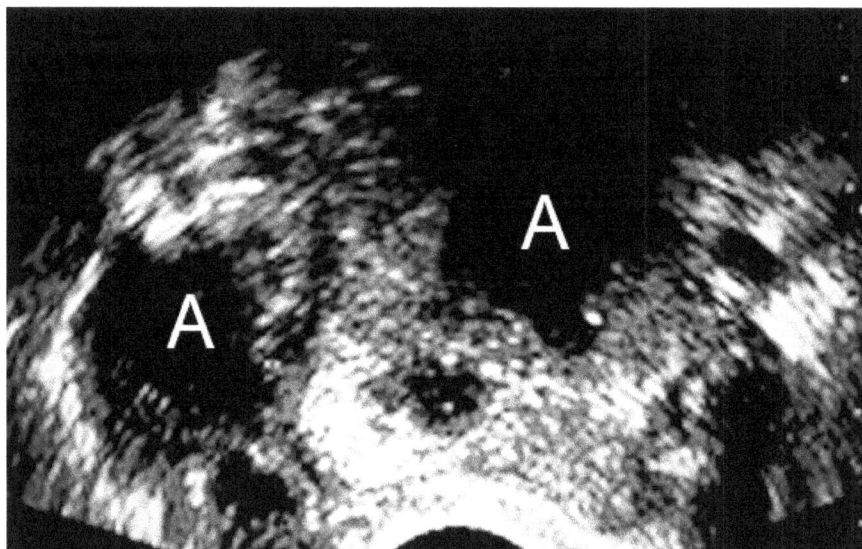

Fig. 1.6. Ecografía trans-rectal mostrando abscesos prostáticos (A).

Referencias.
1. European Association of Urology Guidelines. www.uroweb.org.
2. Diagnosis and treatment of acute uncomplicated cystitis. Colgan R, Williams M. Am Fam Physician. 2011 Oct 1; 84(7):771-6.
3. Prostatitis: diagnosis and treatment. Sharp VJ, Takacs EB, Powell CR. Am Fam Physician. 2010 Aug 15; 82(4):397-406.
4. Diagnosis, treatment and follow-up of community-acquired bacterial infections of the urinary system of men and women (acute cystitis and acute pyelonephritis) and of the genital system of men (acute prostatitis): general remarks. Bruyère F, Cariou G, Boiteux JP, Hoznek A, Mignard JP, Escaravage L, Bernard L, Sotto A, Soussy CJ, Coloby P; le CIAFU. Prog Urol. 2008 Mar; 18 Suppl 1:4-8.
5. Critical review of current definitions of urinary tract infections and proposal of an ESU/ESIU classification system. Bjerklund Johansen TE, Botto H, Cek M, Grabe M, et al.. Internat J Antimicrob Agents. 2011;38S:64-70.
6. Diagnosis and treatment of uncomplicated urinary tract infection. Hooton TM, Stamm WE. Infect Dis Clin North Am. 1997; 11(3): 551-81.
7. Antibiotics versus placebo in the treatment of women with uncomplicated cystitis: a metaanalysis of randomized controlled trials. Falagas ME, Kotsantis IK, Vouloumanou EK, et al. J Infect 2009; 58(2): 91-102.
8. Intracellular bacteria in the pathogenesis of Escherichia coli urinary tract infection in children. Robino L, Scavone P, Araujo L, et al. Clin Infect Dis. 2014 Dec 1; 59(11):158-64.

9. How common is prostatitis? A national survey of physician visits. Collins MM, Stafford RS, Barry MJ, et al. J Urol. 1998;159: 1224-8.
10. Urinary tract infection in males. Stamey TA, In: Stamey TA, editor. Pathogenesis and treatment of urinary tract infections. Baltimore: Williams & Wilkins; 1980:343-429.
11. El Cultivo de Próstata Positivo es Determinante de Infección del Sitio Quirúrgico en Cirugía por Hiperplasia Prostática. Abreu D, Suarez R, Arroyo C, Seija V, et al. Actas Urológicas Españolas 2014; 38(S1):29.

1.3. Infecciones genitales masculinas.

S Salloum y J Clavijo.

Los diferentes órganos genitales masculinos tienen infecciones que varían en su presentación y manejo. Por lo tanto cada condición se describirá por separado.

1. **Epididimitis con o sin orquitis.**

Definición.
Es una enfermedad inflamatoria del epidídimo y en ocasiones de los testículos. Por lo general, secundaria a una infección bacteriana vesico-prostática. Fig. 1.7.

Etiología.
Generalmente bacilos Gram negativos (enterobacterias). También puede ser producida por organismos de ETS como Neisseria, Mycoplasma y Chlamydia. Más raramente orquitis urleana u orquitis tuberculosa. La infección comienza en la orina (IU) o la uretra (ETS) y avanza en forma retrógrada por el tracto genital hasta el epidídimo y luego al testículo. El origen hematógeno es menos frecuente.

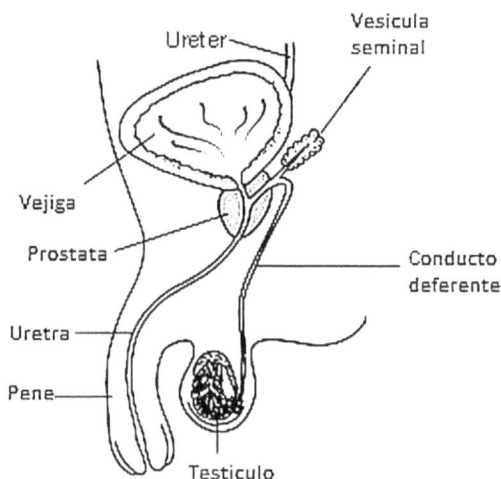

Fig. 1.7. Diagrama del tracto genital.

Diagnóstico.
Historia: fiebre, escalofríos, inflamación del escroto, dolor escrotal irradiado a la ingle, dolor abdominal bajo, eritema de la piel escrotal. A nivel sistémico indagar parotiditis, tuberculosis, malformaciones congénitas, enfermedades de transmisión sexual, infección urinaria, instrumentación urológica reciente.

Examen físico: testículo doloroso, pesado y con inflamación. El dolor se puede aliviar con la elevación (signo de Prehn). Reflejo cremastérico presente (estimule la cara interna del muslo y verá una contracción del músculo cremáster que eleva el testículo). Descartar parotiditis en niños y jóvenes.

Diferencial: tener en cuenta una torsión testicular, donde el dolor es más agudo (repentino) y localizado en el testículo. Si no está seguro, la exploración escrotal es la opción más segura (ver capítulo).

Investigaciones:
Sangre: hemograma. Hemocultivos si hay fiebre o escalofríos.

Imagenología: ecografía escrotal, que muestra epidídimo agrandado y vascular.

Otros: tirilla de orina, urocultivo. Búsqueda de ETS en pacientes jóvenes o si hay sospecha de un contacto infeccioso (no urgente).

Tratamiento.
Médico.
Terapia con antibióticos: Ciprofloxacina 500 mg c/12 horas durante 14 días. Alternativamente Doxiciclina 100 mg diarios durante 14 días (si se sospecha una enfermedad de transmisión sexual). Como siempre ajustar el tratamiento antibiótico cuando los resultados del cultivo estén disponibles (orina, sangre).

Si el paciente está séptico: Ceftriaxona 500 mg-1g i/v c/8 horas +/- Gentamicina 3 a 5 mg/kg/día hasta que se resuelva la infección sistémica, luego por vía oral Ciprofloxacina 500 c/12 horas hasta completar 14 días. La terapia de apoyo incluye reposo, anti-inflamatorios, elevación escrotal, y bolsas de hielo.

Quirúrgico.
Si la ecografía muestra un absceso, drenar de urgencia.

Complicaciones y efectos secundarios.
Epididimitis crónica: el epidídimo se engrosa y puede ser doloroso. Requerirá antibióticos por 4 a 6 semanas, o epididimectomía en los casos refractarios.

Otras: infertilidad obstructiva. Hidrocele. Formación de un absceso.

Orquitis: testículo hinchado, doloroso. Causa: extensión de la infección desde el epidídimo, parotiditis, tuberculosis, sífilis, proceso autoinmune. La orquitis urleana suele ocurrir en el tercero a cuarto día de una parotiditis y puede resultar en atrofia testicular (60%) e infertilidad. Tratamiento: terapia de apoyo (ver arriba).

Resultados.
Bueno con el tratamiento.

2. Balanitis.

Definición.
Inflamación del glande. La balano-postitis incluye también la inflamación del prepucio.

Etiología.
Trauma, infección bacteriana, candidiasis. Más frecuente en hombres no circuncidados con higiene personal inadecuada. Diabetes, obesidad.

Diagnóstico.
Historia: dolor, prurito, eritema e inflamación del glande, corrimiento uretral, dificultades miccionales. La balano-postitis puede ser una causa de fimosis o parafimosis que puede necesitar tratamiento quirúrgico (por lo general con circuncisión). Antecedentes personales: fimosis.

Examen físico: extensión de las lesiones. Presencia de adenopatías inguinales. Úlceras sospechosas de enfermedades de transmisión sexual.
Frente a una balano-postitis del adulto, descartar diabetes. Fig. 1.8.

Investigaciones:
Cultivo de la descarga uretral (si lo hubiere). Búsqueda de ETS en pacientes jóvenes o si hay sospecha (no urgente).

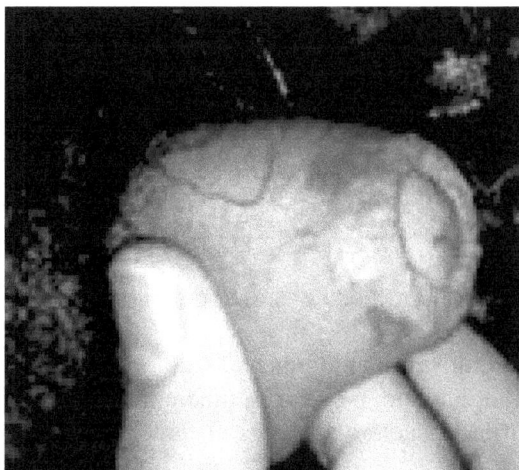

Fig. 1.8. Hallazgos clínicos en balano-postitis. Solicitar al paciente la retracción para evitar dolor.

Tratamiento.
Médico.
1- Tratar con antibióticos. Comience con Trimetoprim.
2- Betametasona crema al 1%, durante 30 días para aliviar los síntomas. RACEH.
3- Circuncisión para balano-postitis recurrente o si hay fimosis (no urgente).
4- Biopsia si sospecha carcinoma in situ (Bowen, Queyrat) también electiva.

Complicaciones y efectos secundarios.
Fimosis.

Resultados.
Bueno con el tratamiento. Ya que la balanitis será recurrente, organizar el tratamiento de cualquier factor predisponente.

3.   Uretritis.

Definición.
Por lo general, secreción uretral purulenta asociada con una enfermedad de transmisión sexual. Disuria e inflamación de la uretra.

Etiología y clasificación.
• Agentes de uretritis no gonocócica (UNG): Chlamydia Trachomatis, Ureaplasma, Mycoplasma. Rara vez Tricomonas.
• Gonorrea: Neisseria Gonorrea.

Diagnóstico.
Historia: frecuencia, urgencia, sensación de ardor con la micción, descarga mucosa. Con la gonorrea: profusa secreción purulenta. Hasta el 25% puede ser asintomática. Antecedentes personales: ETS, contactos.

Examen: secreción uretral. Fig. 1.9. Comprobar si hay epididimitis, orquitis y adenopatías. Fiebre.

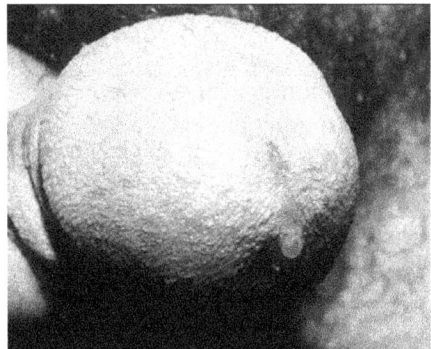

Fig. 1.9. Secreción uretral[1].

Uroscopia: piuria y filamenturia.

Investigaciones:
Sangre: busque ETS de acuerdo al protocolo local (no urgente), incluyendo VIH, hepatitis B, C y sífilis.

Otros: enviar para cultivo y análisis: exudado uretral y orina (PCR).

Orina: tira reactiva positiva para estearasa leucocitaria en primera orina. Orina para pruebas de amplificación de ácidos nucleicos (NAAT) para Chlamydia y Gonorrea.

Microscopía de una muestra de la uretra o de la muestra de orina de primera micción.

Tratamiento.
Médico.
Gonorrea: Ceftriaxona 250 mg por vía intramuscular (dosis única). También Cefixime 400 mg dosis única oral.

Uretritis no gonocócica: Azitromicina 1 g por vía oral dosis única o Doxiciclina 100 mg dos veces al por vía oral durante 7 días.

Paciente y contactos: consejos de ETS estándar.

Complicaciones y efectos secundarios.
Síndrome de Reiter (dolor en las articulaciones, conjuntivitis), uretritis recurrentes a veces no infecciosa, orqui-epididimitis, estenosis uretral.

Resultados.
Bueno con el tratamiento.

4. Gangrena de Fournier.

Definición.
Es una celulitis necrotizante con fascitis de los genitales externos y el periné. Es una emergencia, debe ser resuelta de inmediato.

Etiología.
Una combinación de microorganismos (particularmente anaeróbicos) causa una infección que se propaga rápidamente y causa necrosis de la piel, el tejido subcutáneo y el músculo.

CAPÍTULO 1. Infecciones de las vías urinarias.

Incidencia y prevalencia: los hombres son diez veces más propensos que las mujeres. No obstante, las mujeres que han tenido una infección bacteriana (absceso) en el área vaginal, episiotomía, aborto séptico, o histerectomía son también susceptibles. En raras ocasiones, los niños pueden desarrollar una gangrena de Fournier como complicación de una quemadura, circuncisión, o una pica-dura de insecto.

Factores de riesgo: los hombres con alcoholismo, diabetes mellitus, leucemia, obesidad mórbida, trastornos del sistema inmunológico y los adictos a drogas tienen un mayor riesgo de desarrollar gangrena de Fournier. La afección también puede desarrollarse como complicación de una cirugía.

La gangrena se desarrolla cuando las bacterias anaerobias ingresan a través de una herida, por lo general en el periné (área ano-rectal o uro-genital). Las deficiencias del sistema inmunológico ayudan a que la infección se propague rápidamente, produciendo una enfermedad que destruye la piel y las fascias superficial y profunda de la zona genital. Los cuerpos cavernosos, los testículos y la uretra usualmente no están afectados.

Clasificación.
• Anterior: involucra los genitales externos y la pared abdominal anterior. Por lo general de origen urológico. Fig. 1.10.
• Posterior: compromete el periné posterior detrás del escroto y el área peri-rectal. Por lo general de origen anal o rectal. Fig. 1.11.

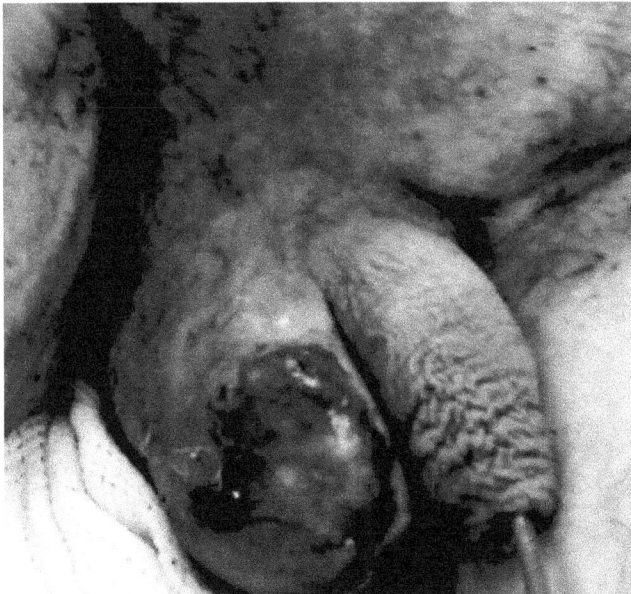

Fig. 1.10. Gangrena de Fournier anterior.

Diagnóstico.

Historia: los síntomas físicos precoces de la gangrena de Fournier no indican la gravedad de la afección. El dolor a veces disminuye a medida que la enfermedad progresa. Es un diagnóstico clínico. Es una urgencia urológica que necesita manejo inmediato experimentado.

Antecedentes personales: supresión inmune.

Examen: comprobar el alcance de la fascitis y marcar la extensión con un marcador permanente. Busque las áreas necróticas y áreas de crepitación (gas). Investigar foco inicial. Buscar tejido desvitalizado y descolorido (gris-negro); pus saliendo del sitio de entrada de la infección. Fiebre y somnolencia (letargo). Aumento del dolor genital y enrojecimiento (eritema). Dolor genital severo acompañado de dolor e hinchazón del pene y el escroto. Olor fétido característico.

Investigaciones:

Sangre: hemograma, función renal, PCR, gasometría arterial (GSA). Hemocultivo.

Imagenología: TC para evaluar todos los órganos abdominales y pélvicos y la pared abdominal y perineal.

Otras: cultivos de orina y exudados.

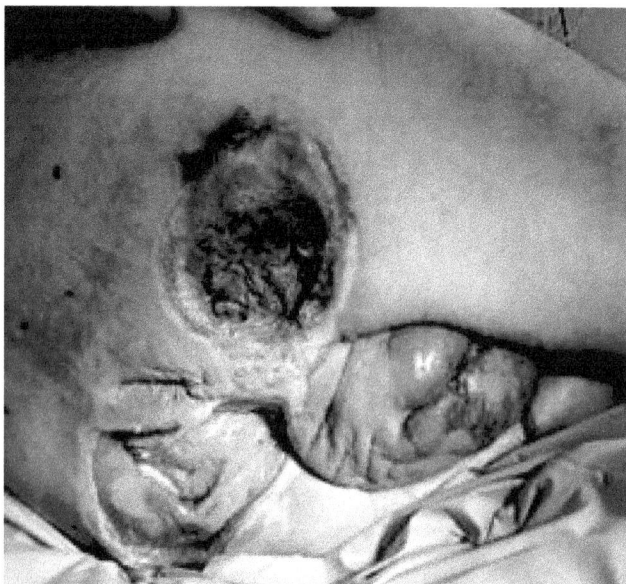

Fig. 1.11. Gangrena de Fournier posterior.

Tratamiento.

Médico.

En pacientes en shock, aplicar el protocolo de reanimación local. Los antibióticos, junto con la extirpación quirúrgica agresiva del tejido enfermo son necesarios para un resultado óptimo. Amoxicilina + Gentamicina + Metronidazol en dosis completas son el régimen habitual, que debe ser adaptado cuando los resultados de los cultivos de pus y sangre están disponibles.

Quirúrgico.

Debridamiento amplio inmediato. Resecar todo el tejido comprometido y sospechoso. Lavado antiséptico profuso.

La terapia de oxígeno hiperbárico se puede utilizar como un adyuvante, tal como las sustancias higroscópicas tópicas, si el paciente se recupera.

Complicaciones y efectos secundarios.

Un debridamiento incompleto permite que la infección de la herida continúe propagándose. En este caso, se realiza una cirugía de salvataje. Sin un tratamiento precoz, la infección bacteriana entra en el torrente sanguíneo y causa sepsis, insuficiencia respiratoria y muerte. La gangrena de Fournier es generalmente fatal si la infección se vuelve sistémica.

Resultados.

Las tasas de mortalidad son altas (20%) y aumentan con un estado funcional comprometido. En los que sobreviven, pueden ser necesarios procedimientos reconstructivos posteriores.

Referencias.
1. European Association of Urology Guidelines. www.uroweb.org.
2. BASHH Guidelines. www.bashh.org.
3. Fournier's gangrene. Black PC, Wessells H. In: Urological Emergencies. A practical Guide. ISBN 1-58829-256-8. p 157.
4. Surgical treatment of acute epididymitis and its underlying diseases. Hoppner W, Strohmeyer T, Hartmann M, et al; Eur Urol. 1992; 22(3):218-21.
5. Hyperbaric oxygen treatment in urology. Gallego Vilar D, García Fadrique G, Povo Martín IJ, Miralles Aguado J, Garau Perelló C, Sanchis Verdú L, Gimeno Argente V, Bosquet Sanz M, Aliaga MR, Claramonte Ramón FJ, Gallego Gómez J. Arch Esp Urol. 2011 Jul; 64(6):507-16.
6. Fournier's gangrene and its emergency management. Thwaini A, Khan A, Malik A, Cherian J, Barua J, Shergill I, Mammen K. Postgrad Med J. 2006 Aug; 82(970):516-9.
7. Sexually Transmitted Diseases. Centers for Disease Control and Prevention. www.cdc.gov.

1.4. Infecciones del tracto urinario durante el embarazo.

J Clavijo y R Pou.

Definición.

Bacteriuria significativa son dos muestras de orina consecutivas que cultivan > 105 UFC/mL de la misma especie de bacterias en el cultivo cuantitativo; o una sola muestra de cateterismo que cultiva > 10^5 UFC/mL de un patógeno urinario.

En una mujer embarazada con síntomas compatibles con infección del tracto urinario, la bacteriuria se considera significativa si un espécimen de orina espontánea o con cateterismo cultiva > 10^3 UFC/mL de un patógeno urinario.

Todas las mujeres embarazadas deben ser estudiadas en el primer trimestre y tratadas si se encuentra bacteriuria significativa asintomática.

Etiología.

La aparición de infecciones del tracto urinario durante el embarazo es común y está predispuesta por los cambios fisiológicos y anatómicos que ocurren durante el mismo. Los cambios fisiológicos incluyen factores hormonales y los anatómicos el útero grávido. La progesterona tiene una acción inhibidora sobre el músculo liso en general, incluyendo el del uréter. Esta es la razón por la que la predisposición a las IU comienza temprano en la gestación. La uretero-hidronefrosis durante el embarazo comienza alrededor de la séptima semana y se resuelve en 8 semanas después del parto. El sistema derecho es el más afectado.

Una infección sintomática ocurre en aproximadamente el 1-4% de las mujeres embarazadas. Entre un 20-40% de las mujeres con bacteriuria asintomática significativa tienen pielonefritis durante el embarazo (sobre todo en el 3er trimestre) que conduce a un parto prematuro.

Clasificación.
- Bacteriuria asintomática.
- Cistitis.
- Pielonefritis.

Diagnóstico.

Historia: la presentación clínica de las infecciones urinarias es similar en pacientes embarazadas y no embarazadas. Fiebre, dolor lumbar y piuria para la pielonefritis. Disuria y polaquiuria para la cistitis. Antecedentes médicos: infecciones urinarias recurrentes, malformaciones urológicas, operaciones o enfermedades urinarias (litiasis). Historia medicamentosa por inmuno-supresores.

Examen: se obtiene poco debido al embarazo.

Investigaciones:
Sangre: hemograma para leucocitosis, función renal e ionograma.

Imagen: ecografía para evaluar dilatación pielocalicial, cálculos renales y residuo postmiccional. Fig. 1.13. Debe evitarse la radiación ionizante dentro de lo posible, especialmente en el primer y segundo trimestre, a menos que sea crítico realizar una TC. Fig. 1.12.

Otros: orina y urocultivo.

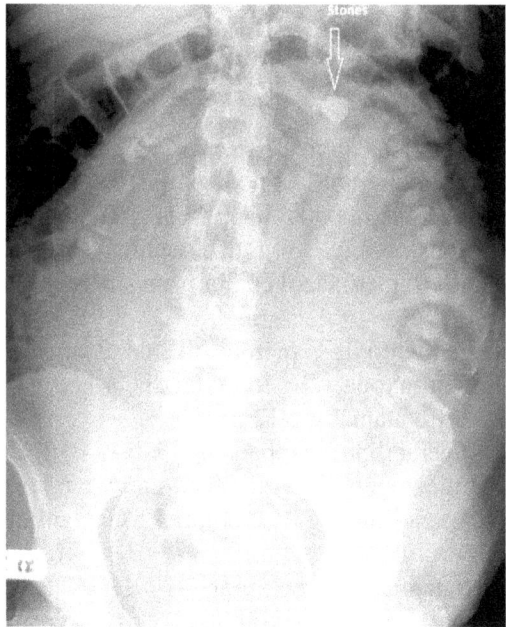

Fig. 1.12. Radiografía simple de aparato urinario de una mujer embarazada (3er trimestre) con pielonefritis izquierda secundaria a una litiasis renal (flecha).

Tratamiento.
Médico.
Las cefalosporinas y penicilinas serán las primeras opciones ya que están contraindicadas las tetraciclinas, quinolonas y sulfonamidas.

La bacteriuria asintomática es tratada con antibióticos por 7 días basado en las pruebas de sensibilidad (antibiograma). Para las infecciones recurrentes (sintomáticas o asintomáticas): Cefalexina, 125-250 mg/día, o Nitro-furantoína (sólo en el segundo y tercer trimestres), 150 mg / día, pueden ser utilizados para la profilaxis, así como productos de arándanos y preparados probióticos.

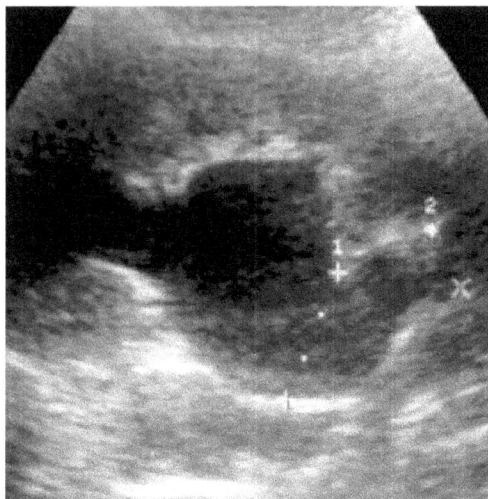

Fig. 1.13. Imagen ecográfica de uréterohidronefrosis durante el embarazo. 1. Pelvis renal. 2. Uréter proximal.

Antibióticos para la bacteriuria significativa:
1. Amoxicilina-Ácido Clavulánico 875/125 mg 3-5 días v/o.
2. Cefalexina 500 mg c/8 horas 3-5 días.
3. Fosfomicina 3 g dosis única (evitar Trimetoprim en 1er trimestre y Sulfametoxazol en 3er trimestre).

Tratamiento de la pielonefritis en el embarazo:
1. Ceftriaxona 1,2 g i/v o i/m día.
2. Aztreonam 1 g c/12 horas i/v.
3. Piperacilina-Tazobactam 3.375 a 4.5 g c/6 hs i/v.
4. Imipenem-Cilastatina 500 mg i/v c/6 horas.
5. Ampicilina 2 g i/v c/6 horas + Gentamicina 3 a 5 mg/kg/ día i/v.

El tratamiento debe durar 7-10 días. Puede ser como paciente ambulatoria si no hay náuseas y vómitos, pero en casos severos ingresar y comenzar el tratamiento i/v hasta que se alivien los síntomas y luego cambiar a tratamiento oral hasta completar 2 semanas.

La mayoría de los antibióticos conllevan un pequeño riesgo de teratogénesis. Las IU durante el embarazo puede provocar consecuencias graves si no se tratan. Los antibióticos comúnmente utilizados no están asociados con un aumento significativo del riesgo de defectos congénitos cuando se utilizan durante el embarazo.

Quirúrgico.

Para los casos de obstrucción del uréter, la colocación de un stent ureteral (doble J) es el estándar. Ocasionalmente una nefrostomía puede ser necesaria.

Complicaciones y efectos secundarios.
Principalmente el parto prematuro, pero cualquier otra complicación posible en una paciente no embarazada también puede ocurrir durante el embarazo.

Resultados.
Muy bueno cuando se trata a tiempo y en ausencia de comorbilidades.

Referencias.
1. European Association of Urology Guidelines. www.uroweb.org.
2. Management of suspected bacterial UTI in adults. Scottish Intercollegiate Guidelines Network. www.sign.ac.uk.
3. Treatments for symptomatic urinary tract infections during pregnancy. Vázquez JC, Abalos E. Cochrane Database Syst Rev. 2011 Jan 19 ;(1).
4. Safety and efficacy of cranberry (vaccinium macrocarpon) during pregnancy and lactation. Dugoua JJ, Seely D, Perri D, Mills E, Koren G. Can J Clin Pharmacol. 2008 Winter; 15(1).
5. Urinary tract infections in pregnancy. Ovalle A, Levancini M. Curr Opin Urol. 2001 Jan; 11(1):55-9.
6. Urinary tract infections in pregnancy. Lee M, Bozzo P, Einarson A, Koren G. Can Fam Physician. 2008 Jun; 54(6):853-4.

1.5. Infecciones del tracto urinario en niños.

L Robino.

Definición.
Una IU es la invasión y la reacción del riñón y de las vías urinarias a los organismos que producen la enfermedad y a sus toxinas resultando en síntomas y signos característicos. La reacción suele incluir inflamación del órgano afectado. Puede también ser expresión de uropatías congénitas.

Etiología.
Por lo general bacilos Gram negativos (enterobacterias) cuando están vinculados a una alteración urológica. Cocos Gram positivos en los infrecuentes casos de diseminación sanguínea.

La IU Pediátrica es la causa más común de fiebre de origen desconocido en los niños y niñas menores de 3 años (de causa bacteriana).

Clasificación.
1. IU grave: fiebre > 39 ° C, sensación de malestar, vómitos persistentes, sepsis, falla renal y deshidratación moderada o grave.

2. IU simple: fiebre leve, el niño es capaz de tomar líquidos y medicamentos por vía oral. El niño esta sólo ligeramente o no deshidratado y tiene un buen nivel de cooperación. Cuando se espera un bajo nivel de cooperación, todos los casos deben ser manejados como una infección urinaria severa.

Diagnóstico.
Historia: la presentación clínica de las IU en lactantes y niños pequeños puede variar de fiebre a molestias gastrointestinales (vómitos y diarrea) y síntomas del tracto urinario inferior o superior. En menores de 2 años: fiebre, hipotermia, irritabilidad, sepsis, ictericia, rechazo para alimentarse, olor fétido en la orina, hematuria macroscópica. Cuando son mayores de 2 años: micción frecuente, disuria y dolor supra púbico, dolor abdominal o lumbar, con o sin fiebre, enuresis, alteraciones en las características de la orina (fetidez, hematuria).

Antecedentes médicos: IU anterior, malformaciones congénitas, enfermedad litiásica, inmunosupresión. Obtener datos de la existencia de alteraciones urológicas en la ecografía prenatal, oligoamnios. Historia medicamentosa: inmuno-supresores.

Examen: aplicar el triángulo de evaluación pediátrica inicial en urgencias (estado general, alteraciones respiratorias y circulatorias como polipnea, taquicardia, tiempo de perfusión prolongado, hipotensión arterial), comprobar la hidratación, descartar abdomen agudo. Vejiga palpable? puntos renales y ureterales. Descartar fimosis o sinequia de labios menores.

Investigaciones:
Examen de orina: presencia de nitritos, leucocitos, hematuria y proteinuria.

Urocultivo. La recolección de la muestra depende de la edad del niño y su colaboración. En etapa previa al control esfinteriano, cateterismo vesical o punción suprapúbica; si controla esfínteres: chorro medio.

Sangre: hemograma, PCR, hemocultivo, función renal (en caso de IU grave, recién nacidos, si requiere internación).

Imagen: ecografía si la IU es grave, complicada o recurrente. CUGM (cisto-uretrografía miccional) electiva si hay sospecha de reflujo. Renograma diurético DTPA / MAG3 (ácido dietilen-triamina penta-acético y mercapto-acetil-triglicina respectivamente), electivo por sospecha de dilatación / reflujo). Siempre en caso de dos episodios de IU en las niñas y uno en niños. El objetivo es diagnosticar y tratar cualquier forma de obstrucción, reflujo vesico-ureteral (RVU) y disfunción miccional.

Tratamiento.
Médico.
Los objetivos son:
1. Eliminación de los síntomas y erradicación de la bacteriuria en el episodio agudo.
2. Prevención de cicatrices renales.
3. Prevención de las infecciones urinarias recurrentes.
4. Corrección de las lesiones urológicas asociadas.
El objetivo de este libro es abordar el punto 1. Los otros deben hacerse de forma electiva bajo la supervisión de un especialista.

IU grave.
a)   Medicación parenteral hasta estar apirético.
b)   Hidratación adecuada.
c)   Cefalosporinas (tercera generación): Cefalexina 50-100 mg / kg IV c/8hs; Ceftriaxona IV 50-100 mg / kg día.
d)   Todos los regímenes hasta completar 10-14 días de tratamiento.

IU simple.
a)   Terapia oral: cefalosporinas de segunda generación (cefuroxime axetil 20-30 mg/kg/día. O amoxicilina clavulánico 50 mg/kg/día.

b) Terapia parenteral de dosis única (sólo en caso de cumplimiento dudoso): Gentamicina 5 mg / kg día o Ceftriaxona por 3 días.
c) Tratamiento oral para completar 5-7 días de tratamiento en cistitis y 10 días en pielonefritis.

Quirúrgico.
Drenar las colecciones o abscesos igual que en adultos.

Complicaciones y efectos secundarios.
En el período agudo tomar todas las medidas para prevenir la sepsis y falla multiorgánica. La principal complicación a largo plazo es la cicatrización renal e insuficiencia renal consiguiente, con o sin hipertensión.

Resultados.
Muy bueno si son detectadas y tratadas temprano, y cualquier causa subyacentes estudiada y tratada.

Referencias.
1. Urinary tract infection in children: Diagnosis, treatment and long-term management. www.nice.org.uk/guidance/cg54. 2007.
2. American Urological Association Guidelines. www.auanet.org.
3. Pediatric urinary tract infections. Bhat RG, Katy TA, Place FC. Emerg Med Clin North Am. 2011 Aug; 29(3):637-53.
4. Urinary Tract Infection: Clinical Practice Guideline for the Diagnosis and Management of the Initial UTI in Febrile Infants and Children 2 to 24 Months. American Academy of Pediatrics. pediatrics.aappublications.org. 2011.

1.6. Urosepsis.

J Clavijo.

Definición.
Es la sepsis causada por una infección del tracto urogenital. La urosepsis en adultos comprende aproximadamente el 25% de todos los casos de sepsis, y se debe en la mayoría de los casos a infecciones complicadas. La sepsis grave y shock séptico es una situación crítica, con una tasa de mortalidad de 30% a 40%.

Etiología.
La urosepsis es generalmente el resultado de una uropatía obstructiva del tracto urinario superior, con la urétero-litiasis siendo la causa más común. En este escenario una infección se hace rápidamente sistémica llevando a falla multiorgánica. Gérmenes gramnegativos en un 70% de los casos. Cualquier causa de inmunosupresión acelera el proceso y dificulta el tratamiento. Otros focos urogenitales frecuentes incluyen: prostatitis, epidídimo-orquitis y gangrena de Fournier.

Clasificación.
Una clasificación práctica es la convención del 2001 (Fig. 1.14).

Diagnóstico.
Logre un diagnóstico precoz, aunque sea provisorio.
Historia: fiebre, síntomas de shock (taquicardia, polipnea, hipotensión, cambios o trastornos en el carácter en los ancianos, obnubilación o coma), localización de foco.

Antecedentes: patologías genitourinarias. Instrumentación reciente. Inmunodepresión de cualquier causa (diabetes, etc.). Medicaciones: antibióticos (por resistencias), corticoides, quimioterapia.

Examen físico: buscar focos en genitales externos. Tacto rectal (TR) evitando "masajear" la próstata (puede diferirse si se sospecha absceso).

Investigaciones:
Sangre: hemocultivo, hemograma completo, VES y PCR. Función renal y hepática. Gasometría. Crasis.

Imagen: el estándar es la TC con contraste si la función renal lo permite.

Infección	Respuesta inflamatoria secundaria a la presencia de microrganismos o la invasión por estos de tejidos del huésped que habitualmente son estériles.
Bacteriemia	Presencia de bacterias viables en la sangre.
Síndrome de respuesta inflamatoria sistémica (SRIS)	Respuesta inflamatoria sistémica desencadenada por gran variedad de enfermedades (pancreatitis, vasculitis, tromboembolismo, quemaduras o cirugía) como consecuencia de una "disrregulación" de la respuesta inflamatoria del huésped. Se reconoce clínicamente por dos o más de las siguientes condiciones: Temperatura mayor de 38,5° C o menor a 35° C. Frecuencia cardiaca mayor de 90 latidos por minuto Frecuencia respiratoria mayor de 20 repiraciones/minuto, PaCO2 menor de 32 mmHg. Leucocitos mayor de 12.000/mm3 o menor de 4.000 mm3 o mayor de 10% de formas jóvenes.
Sepsis	Respuesta inflamatoria sistémica causada por una infección con cultivo positivo o identificada en la exploración.
Sepsis grave	Sepsis y al menos un signo de los siguientes de disfunción multiorgánica o hipoperfusión: áreas de piel moteada, tiempos de relleno capilar igual o mayor de 3 seg; diuresis menor de 0,5 ml/kg/h o necesidad de terapia sustitutiva renal; lactato mayor de 2 mmol/l; alteración aguda del estado mental o EEG anormal; plaquetas menor de 100.000/ml o CID; SDRA; disfunción cardiaca (ecocardiografía).
Shock séptico	Sepsis grave que a pesar de un adecuado aporte de líquidos (20-30 ml/kg/de expansor de volumen o 40-60 ml/kg de solución cristaloide), persiste la hipotensión (presión arterial menor de 60 mmHg -en pacientes con hipertensión menor de 80 mmHg- ; presión arterial sistólica menor de 90 mmHg o una reducción mayor de 40 mmHg con respecto a la basal) y los signos de hipoperfusión periférica, requiriendo tratamiento con agentes inotrópicos o vasopresores (dopamina más de 5 mcg/kg/min o noradrenalina más de 0,25 mcg/kg/min).
Shock séptico refractario	Necesidad de dopamina más de 15 mcg/kg/min o noradrenalina más de 0,25 mcg/kg/min para mantener una presión arterial media mayor de 60 mmHg (80 mmHg si existe hipertensión previa)
Síndrome de disfunción multiorgánica	Presencia de alteraciones de la función de órganos, de forma que su homeostasis no puede ser mantenida sin intervención.

Fig. 1.14. Clasificación y definiciones de infección y sepsis según International Sepsis Definitions Conference 2001.

Tratamiento.

Médico.

En un paciente inestable, aplicar protocolo de trauma/ATLS®/resucitación local de inmediato. Monitorización extensiva. Uso de inotrópicos y fluidos según sea necesario.

Concomitantemente administrar antibióticos intravenosos empíricos en dosis altas. Considere un betalactámico (Amoxicilina) asociado con aminoglucósidos (Gentamicina) o alternativamente una cefalosporina de tercera generación (Ceftriaxona). Asegúrese de lograr una oxigenación óptima.

Quirúrgico.
Una vez que el paciente esté en condiciones de tolerar una anestesia en la mejor situación que se pueda lograr, drenar o eliminar el foco. Esto que parece tan sencillo e intuitivo es un área compleja, donde puede haber varias opciones. Siempre drene el pus y siempre drene un sistema obstruido e infectado. Hágalo a la brevedad posible. Si el paciente esta inestable use anestesia local y aguja o trocares adecuados, y en cuanto el paciente este estabilizado haga la operación más eficiente para el caso. Estos pacientes tienen más chance de sobrevivir si son manejados en cuidados intensivos por un equipo multidisciplinario. Discuta con todos los miembros el plan inmediato y a mediano plazo. Ejecútelo sin dilación, ni vacilación. Recuerde que pueden ser necesarias varias operaciones en el momento más oportuno para lograr los mejores resultados.

Complicaciones y efectos secundarios.
Shock séptico, falla multiorgánica y muerte. Reaparición del foco o focos sucesivos. Extensión de celulitis. Resistencia antibiótica.

Resultados.
Dependerán del balance entre la remoción del foco + tratamiento antibiótico + soporte multiorgánico versus la virulencia del (de los) gérmenes + la respuesta inmune del paciente.

Referencias.
1.   Urinary tract infection. Nicolle LE. Crit Care Clin. 2013 Jul; 29(3):699-715.
2.   Diagnosis and management for urosepsis. Wagenlehner FM, Lichtenstern C, Rolfes C, Mayer K, Uhle F, Weidner W, Weigand MA.. Int J Urol. 2013 Oct; 20(10):963-70.
3.   2001 SCCM/ESICM/ACCP/ATS/SIS International Sepsis Definitions Conference. Levy MM, Fink MP, Marshall JC, Abraham E, Angus D, Cook D, et al. Crit Care Med. 2003; 31(4):1250-1256.
4.   European Association of Urology Guidelines. www.uroweb.org.
5.   Infections of the urinary tract. Schaeffer AJ. In:Walsh PC, Retik AB, Vaughan ED,Jr, Wein AJ. Campbell's Urology. 8th ed. Philadelphia: Saunders (Elsevier Science); 2002. pp. 513-602.
6.   Sepsis y shock séptico. M.C. Fariñas, M.A. Ballesteros, E. Miñambres, G. Saravia. Medicine. 2010; 10: 3282-92.

CAPÍTULO 2. Obstrucción.

2.1. Retención aguda de orina.

A Machado, T Jora, E Zungri y J Clavijo.

Definición.
La retención urinaria es la incapacidad de eliminar voluntariamente la orina con la vejiga llena.

Etiología.
1. Aumento de la resistencia uretral (obstrucción del tracto urinario).
2. Reducción de la presión vesical (falla del detrusor, shock medular).
3. Una combinación de ambos.

Fig. 2.1. Causas seleccionadas de retención urinaria:

Causa	Hombre	Mujer	Ambos
Obstructiva	hiperplasia prostática benigna; estenosis del meato; parafimosis; fimosis puntiforme; cáncer de próstata	prolapso (cistocele, rectocele, prolapso uterino); masa pélvica (neoplasia ginecológica, fibroma uterino, quiste de ovario); retroversión de útero grávido impactado; prolapso agudo de la uretra; diverticulitis uretral	cálculos vesicales; neoplasia vesical; fecaloma; tumor gastrointestinal o retroperitoneal; estenosis uretral, cuerpos extraños vesicales, litiasis uretral,
Infecciosas e inflamatorias	balanitis; absceso prostático; prostatitis	vaginitis purulenta aguda; liquen plano vaginal; liquen escleroso vaginal; pénfigo vaginal; vaginitis atrófica	Bilharziasis; cistitis; equinococosis; síndrome de Guillain-Barré; virus del herpes simple; Enfermedad de Lyme; absceso peri-uretral; mielitis transversa; cistitis tuberculosa; uretritis; virus de la varicela-zoster
Otras	trauma peneano, fractura o laceración; prostatectomía radical; reemplazo vesical con intestino	complicación postparto; disfunción del esfínter uretral (síndrome de Fowler); reemplazo vesical con intestino; cirugías para incontinencia urinaria, en especial cinchas	lesión de uretra posterior y cuello vesical en traumatismo pélvico; complicación postoperatoria; psicógena; shock medular; neuropatía periférica; secundaria a medicación

Clasificación.
1. Retención urinaria aguda es la incapacidad repentina, generalmente total y a menudo dolorosa de orinar a pesar de tener la vejiga llena.
2. Retención urinaria crónica es la retención sin dolor asociada con un aumento del volumen de orina residual.

También se puede dividir en neurogénica y no neurogénica.

Diagnóstico.
Historia: síntomas del tracto urinario inferior anteriores al episodio. Factores predisponentes: antecedentes familiares de cáncer de próstata, cálculos en la vejiga, próstata hipertrófica, enfermedades neurológicas. Situaciones desencadenantes: uso de diuréticos, viajes largos (horas sin poder orinar produciendo hiper-distensión del detrusor), transgresión alimenticia o alcohólica, actividad sexual intensa, exposición al frío y otros estímulos neurovegetativos simpáticos, infección, postoperatorios en general pero más común en cirugías abdominales y pelvianas.

Antecedentes personales: operaciones e instrumentación de las vías urinarias, ginecológicas y digestivas, comorbilidades. Episodios previos de retención.

Historia medicamentosa: especialmente los anticolinérgicos y antipsicóticos.
a. Opioides y anestésicos.
b. Agonistas alfa adrenérgicos (descongestivos, antigripales).
c. Benzodiacepinas.
d. Fármacos antiinflamatorios no esteroideos.
e. Bloqueadores del canal de calcio.
f. Antihistamínicos.
g. Alcohol

Examen: en el abdomen buscar una vejiga llena por palpación de masa hipogástrica y matidez a la percusión que despierta dolor y deseo miccional (en pacientes no neurogénicos); fimosis, parafimosis, estenosis del meato, prolapso de órganos pélvicos (cistocele, rectocele, y prolapso uterino). Fig. 2.2. TR: aumento del tamaño de la próstata, cáncer de próstata, fecaloma. Realizar una evaluación neurológica de la pelvis y las extremidades inferiores para descartar compromiso espinal o neuropatía periférica.

Investigaciones:
Sangre: hemograma, función renal, glucosa en sangre, PSA (puede diferirse).
Análisis de orina (infección?).

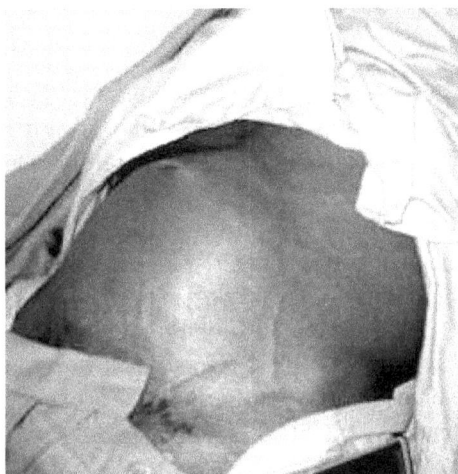

Fig. 2.2. La imagen muestra la distensión abdominal en una RAO.

Imagen:
Ecografía de la vejiga, próstata y riñones: hidronefrosis, residuo y confirmar RAO y su volumen.

TC ante sospecha de cualquier masa retroperitoneal o pélvica. Fig. 2.3.

Fig. 2.3. TC muestra distensión de la vejiga.

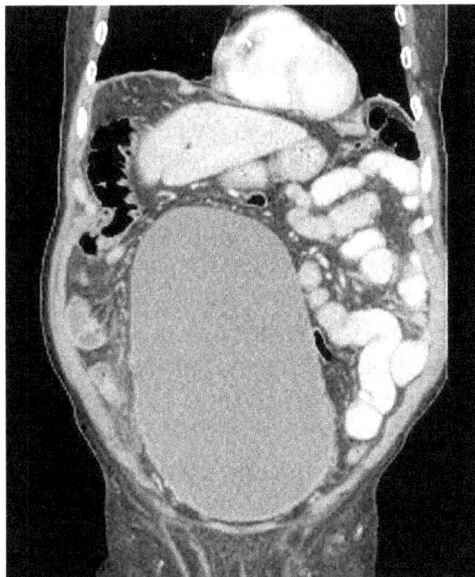

Otras pruebas:
Cistoscopia si hay sospecha de tumor de vejiga, de litiasis de vejiga o estenosis de uretra.

Estudios urodinámicos para evaluar la función de la vejiga (electivos).

Tratamiento
Médico.
a. Descompresión inmediata de la vejiga a través de cateterismo (ver capítulos sobre cateterización uretral y supra púbica). Si hay fimosis puntiforme o para-fimosis, su tratamiento lleva habitualmente a retomar la micción.

b. Documentar la cantidad de orina evacuada con el cateterismo. Controlar la excreción de orina, ya que es posible tener poliuria post-obstructiva: la producción de orina es muy elevada y requiere una sustitución adecuada de líquidos. Esto debe ser detectado en las primeras 3 a 6 horas después de la cateterización, así que observe al paciente durante este período. Aproveche este tiempo para controlar la función renal.

c. Mantener el catéter durante 3-7 días y prescribir Tamsulosina 400 mcg/día. Añadir inhibidores de la 5-alfa reductasa (como el Finasteride 5 mg día) en hombres con aumento del tamaño de la próstata al tacto rectal (o por ecografía).

d. Prueba miccional (retiro de catéter) en 3-7 días. Depende de la agudeza de la retención, de la etiología, del volumen retenido y de la facilidad o dificultad del cateterismo. Diferentes protocolos en diferentes hospitales (revise el protocolo local). Los pacientes son capaces de retomar micción en 23-40% de los casos y la cirugía, si es necesaria, se puede planificar para una fecha posterior. Los pacientes con residuos mayores de 1 L raramente reanudarán la micción (por lo menos en forma eficiente).

e. Hematuria e hipotensión consecuente son posibles complicaciones de una rápida descompresión de la vejiga (hematuria ex-vacuo); drenar la vejiga lentamente, en particular los primeros 100 mL (sólo tiene que colocar la bolsa colectora al costado y al nivel del paciente). El dolor de la retención desaparece después que los primeros 50 mL (aproximadamente) se evacuan. Por lo tanto, vaciar el resto de la vejiga en 30 a 40 minutos. Ordénelo y supervíselo.

f. Si la sonda uretral es imposible de pasar o está contraindicada organice la inserción del catéter supra púbico. El auto cateterismo intermitente o cateterismo asistido es una alternativa que puede ser considerada en casos selectos.

Tratamiento definitivo.
1. Una consulta urológica es primordial. Dependiendo de la causa, el tratamiento adicional (electivo) puede implicar maniobras quirúrgicas y/o médicas. En caso de HPB (Hipertrofia Prostática Benigna) si la prueba

miccional tuvo éxito, considerar una RTUP (resección transuretral de la próstata) o sus alternativas quirúrgicas.

2. El tratamiento hormonal del cáncer de próstata avanzado puede conducir a retomar la micción en algunos casos.

3. Para la retención urinaria crónica, especialmente en aquellos con vejiga neurogénica, el tratamiento de primera línea es auto-cateterización intermitente, ya que las complicaciones de los catéteres permanentes a largo plazo incluyen la IU, sepsis, trauma, litiasis, estenosis uretral o erosiones, prostatitis, y desarrollo potencial de carcinoma de vejiga epidermoide.

Complicaciones y efectos secundarios.
Insuficiencia renal aguda, ureterohidronefrosis, IU, incontinencia por rebosamiento, raramente perforación de la vejiga intra-peritoneal.

Resultados.
Después de la cateterización o cistotomía supra púbica, el resultado debe ser bueno en el corto plazo. En el largo plazo dependerá de la etiología subyacente y su tratamiento. La tasa de mortalidad asociada con RAO aumenta considerablemente con la edad y la co-morbilidad.

Referencias.
1. Urinary Retention in Adults: Diagnosis and Initial Management. Selius BA, R. Subedi R. Am Fam Physician, 2008, Mar 1; 77(5): 643-650.
2. Acute urinary retention and urinary incontinence. Curtis LA, Dolan TS, Cespedes RD. Emerg Med Clin North Am. 2001; 19(3):600.
3. Urgent and emergent management of acute urinary retention. Yilmaz U, Yang C. In: Urological Emergencies. A practical Guide. ISBN 1-58829-256-8. p 289.
4. Management of obstructive voiding dysfunction. Ellerkmann RM, McBride A. Drugs Today (Barc). 2003; 39(7):515.

2.2. Inserción de catéter uretral.

S Larn y E Zungri.

Definición.
Es la correcta colocación de un catéter en la luz de la vejiga a través de la uretra.

Introducción.
La inserción de un catéter urinario es una destreza básica esencial en la medicina. Una sonda Foley (sonda vesical) es retenida en posición por medio de un globo ubicado en la punta que se infla con agua estéril. Los globos normalmente vienen en diferentes tamaños: 5, 10 y 30 ml. Los catéteres se hacen comúnmente en goma siliconada o látex. Los catéteres se miden en unidades llamadas French, donde un French es igual a 0.33 mm. Los catéteres normalmente varían de 12 Fr. (pequeño) a 24 Fr. (grande) en tamaño, de acuerdo con la disponibilidad de cada centro (se pueden solicitar más pequeños y más grandes del fabricante). Los catéteres vienen en una variedad de materiales (látex, silicona, Teflón®) y tipos o formas (catéter de Foley, el catéter recto -Nelaton-, Coudé de punta flexionada). Fig. 2.4.

Indicaciones.
Las indicaciones agudas incluyen:
1. Tratamiento de retención urinaria.
2. Vaciado profiláctico de la vejiga preoperatorio.
3. Control de la producción de orina en pacientes en estado crítico.
4. Comprobación de volúmenes residuales urinarios.
5. Obtención de una muestra de orina.
6. Tratamiento de la hematuria: para descomprimir la vejiga e iniciar el sistema de irrigación-lavado (catéter de 3 vías de gran calibre ya que uno pequeño será obstruido con los coágulos de sangre).
7. Manejo la incontinencia en el corto plazo.
8. Drenaje vesical y control de la diuresis postoperatorio.

En algunos casos, como en la estenosis uretral o la hipertrofia prostática, la inserción será difícil y la consulta temprana con miembros experimentados del equipo de urología es esencial.

Contraindicaciones.
Lesiones uretrales: el trauma uretral puede ocurrir en pacientes con lesiones múltiples y fracturas de la pelvis, así como los impactos a horcajadas. Si esto se sospecha, se debe realizar un examen genital y rectal primero. Si se encuentra sangre en el meato uretral, un hematoma escrotal, una fractura pélvica, o una próstata alta, debe haber una alta sospecha de lesión uretral. Un

uretrograma retrógrado (inyección de 20 mL de contraste dentro de la uretra) debe ser obtenido. Si se con-firma una lesión, proceda a la colocación de un catéter supra púbico por vía quirúrgica (no percutánea).
Uretritis y prostatitis.

Técnica.
Preparación.
1. Paciente informado sobre el diagnóstico y el procedimiento; con los posibles riesgos y complicaciones; y consentimiento verbal obtenido.
2. Antibióticos profilácticos administrados si es necesario. Los antibióticos profilácticos se recomiendan para pacientes con prótesis valvulares cardíacas, esfínteres uretrales artificiales, inmunosupresión o prótesis de pene y también al cambiar los catéteres con piuria significativa.
3. Preparar materiales: paquete estéril con gasas estériles, antiséptico, guantes estériles, anestésico local, jeringa con 10 ml de agua para inflar el globo, bolsa colectora de orina. Los catéteres vienen con varias puntas. La recta o estándar es adecuada para la mayoría de los casos. Las sondas de punta curva (tipo Tiemann) están diseñadas para facilitar el paso a través de la próstata, sin embargo su uso puede generalizarse, ya que puede prevenir lesiones uretrales. El catéter con punta angulada (silbato) tiene aberturas laterales y anterior para drenar piuria y coágulos de sangre.

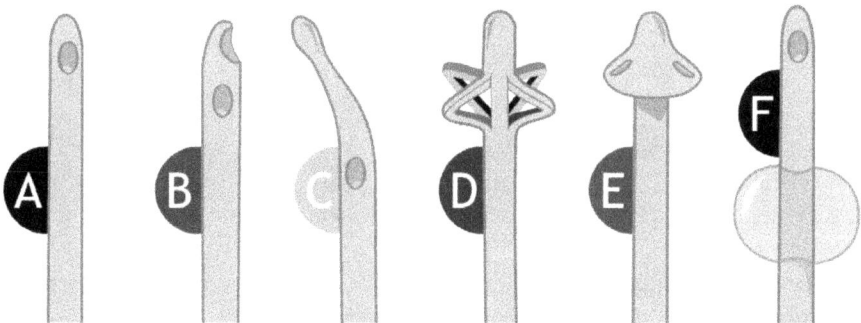

Fig. 2.4. Puntas de sondas de uso común. A. Nelaton. B. Coudé. C. Tiemann. D. Malecot. E. Pezzer. F. Foley.

Equipo:
a) Guantes estériles.
b) Gasas estériles.
c) Solución de limpieza (por ejemplo, povidona, clorhexidina o solución salina dependiendo de protocolo local).
d) Algodón.
e) Fórceps.
f) Agua estéril (normalmente 10 cc).

g) sonda Foley (por lo general 12 a 16 Fr.) o de 3 vías en caso de hematuria (20-24 Fr.).

h) Jeringa (usualmente 10-30 cc) dependiendo del volumen del balón del catéter (escrito en el catéter).

i) Lubricante (jalea a base de agua o lidocaína en gel al 2%).

j) Bolsa colectora con tubuladura.

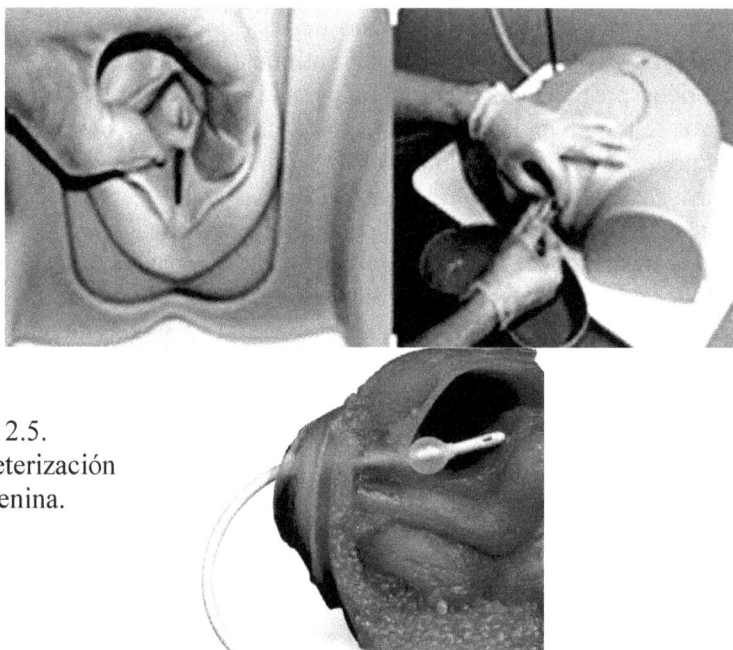

Fig. 2.5.
Cateterización
femenina.

Procedimiento.

Los protocolos locales pueden variar un poco, por lo que familiarícese con el local.

1. Precauciones universales: la posibilidad de contacto con fluidos corporales de un paciente mientras se coloca un catéter está siempre presente y aumenta con la inexperiencia del operador. Los guantes deben ser usados en todo momento. Todos los miembros del equipo deben usar guantes, protección facial y ocular (opcional) y túnica o delantal.

2. Colocar al paciente en posición supina con las rodillas extendidas y los pies juntos.

3. Abra el equipo de cateterismo y el catéter.

4. Preparar un campo estéril, use guantes estériles.

5. Compruebe integridad del balón inflándolo.

6. Cubra generosamente la porción distal (2-5 cm) del catéter con el lubricante.

7. Aplicar campo estéril.

8. Si es mujer, separe los labios mayores usando la mano no dominante. Fig. 2.5. Si es hombre, sostenga el pene con la mano no dominante. Retraer el prepucio. Mantener la posición de la mano hasta inflar el balón de la Foley, utilice un hisopo seco para ayudarle, rodeando el pene por detrás del glande.

9. Utilice la mano dominante para limpiar la mucosa peri-uretral con solución de limpieza. Limpiar anterior a posterior, interior a exterior, una pasada por gasa, deseche la gasa o hisopo fuera de campo estéril.

10. Tome el catéter con su mano dominante.

11. En el varón, levante el pene a una posición perpendicular al cuerpo del paciente y traccione hacia arriba (con la mano no dominante). Fig. 2.6.

12. Identifique el meato urinario e inserte el lubricante y/o anestésico, 10 ml, espere 2-3 minutos para permitir que la anestesia local haga efecto.

13. Inserte suavemente el catéter hasta 3 a 5 cm más allá del punto en el que la orina se observa saliendo del mismo.

14. Inflar balón utilizando la cantidad correcta de agua estéril (generalmente 10 ml, pero comprobar el tamaño real del balón).

15. Tire suavemente del catéter hasta que el balón inflado quede ajustado contra el cuello de la vejiga. Siempre reposicione el prepucio hacia adelante. No hacerlo puede causar una parafimosis (iatrogénica).

16. Conecte el catéter al sistema de drenaje y bolsa. Ahora hay equipos de sistema de drenaje cerrado disponibles que le ayudará a controlar la contaminación (la sonda viene ya unida a la tubuladura de la bolsa).

17. Fije el catéter al abdomen o al muslo, sin tensión en la tubuladura.

18. Coloque la bolsa de drenaje a nivel de la vejiga (para drenaje lento).

19. Evaluar el drenaje del catéter y la cantidad, el color, olor y la calidad de la orina.

20. Elimine los descartables adecuadamente, sáquese los guantes, lávese las manos.

21. Documente el tamaño del catéter insertado, la cantidad de agua en el globo, la respuesta del paciente al procedimiento, y la evaluación de la orina después de la inserción del catéter.

22. En el largo plazo, el uso de una válvula de catéter como alternativa al drenaje continuo libre siempre se debe considerar para evitar una vejiga desfuncionalizada, pequeña y atrófica.

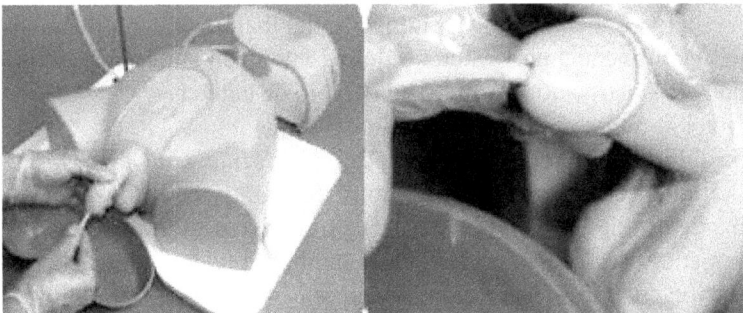

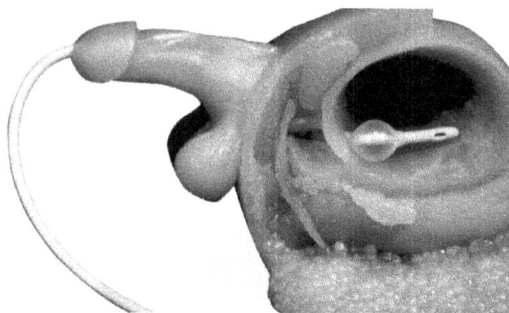

Fig. 2.6. Cateterización masculina.

Posibles dificultades de inserción.
a) Fimosis: si la abertura del prepucio es adecuada, tratar de pasar la sonda sin ver el meato. Si la abertura es demasiado estrecha para pasar la punta de la sonda, intente dilatar con bujías de Hegar o un catéter más pequeño. Si no lo consigue, puede ser necesario un corte del prepucio o la circuncisión (ver capítulo).
b) No poder pasar la próstata: probar un catéter con un diámetro **mayor.** La uretra prostática no es estrecha sino que esta comprimida por los lóbulos de la próstata aumentados de tamaño. Un catéter más grande (más difícil de doblar) puede superar este problema. Otra opción es tratar con un catéter de silicona, ya que es más rígido que uno de látex.
c) El no poder pasar el cuello de la vejiga: probar un tamaño más pequeño.
d) Falsa ruta: mayor riesgo, especialmente si hubo un sondaje traumático. Nunca empujar más allá de la resistencia durante la inserción. Optar por métodos alternativos de drenaje (cistotomía).
e) Retención urinaria: la luz del catéter puede ser bloqueada si se utiliza uno de orificio demasiado pequeño.

Complicaciones y efectos secundarios.
A. Incapacidad para insertar el catéter que puede causar trauma del tejido uretral y sangrado hasta el punto de falsa ruta.
B. Infección: prostatitis, pielonefritis, cistitis, urosepsis. Si hay una infección en curso dar Gentamicina 3 mg / kg IV una vez antes del procedimiento. Con un catéter permanente, la bacteriuria se hace inevitable.
C. Incrustación, litiasis.
D. Contracciones de la vejiga alrededor del balón que produce urgencia, tenesmo, incontinencia peri-catéter y dolor. Trate con anticolinérgicos.
E. El bloqueo/obstrucción requiere un cambio de catéter.
F. Perforación uretral. Hipospadias traumático.
G. Imposibilidad del retiro de la sonda. Se discute aquí el caso de sonda Foley. La razón principal de que el globo del catéter no se desinfle es el mal funcionamiento de la válvula de inflado causada por daño a la misma (aplastamiento o torcedura). La válvula también puede quedar obstruida por cristalización cuando se usa fluido que no sea agua para llenar el globo.

El primer paso es cortar la válvula de inflado. Esto debe permitir que el agua drene espontáneamente. Si esto no funciona, el área de obstrucción está a lo largo del catéter o en la entrada al globo.

La siguiente maniobra es pasar una guía metálica de calibre fino lubricada a través del canal de llenado. La guía o estilete deben permitir que el líquido drene alrededor de ellos. Si esto no funciona, un catéter venoso central puede ser pasado sobre la guía. Cuando la punta del catéter llega al globo, la guía se puede quitar, y el balón debe vaciarse.

Si las técnicas anteriores no tienen éxito, se recomienda que el balón se disuelva químicamente. La literatura cita el uso de éter, cloroformo, acetona y aceite mineral como posibles opciones. Sin embargo, se recomienda sólo aceite mineral porque los otros compuestos son tóxicos para el epitelio de la vejiga. Aproximadamente 10 ml de aceite mineral se pueden inyectar por el canal de llenado, que disolverán el globo en unos 15 minutos. Si esto no ocurre, inyecte 10 ml más. En general, esta técnica tiene un 85 a 90% de éxito.

No hiper-distienda el balón con aire o solución salina. Este paso puede causar dolor severo y podría causar la ruptura de una vejiga chica.

Si lo anterior no da resultado se debe realizar la ruptura activa del globo con una aguja fina. En las mujeres, se puede hacer transuretral pasando una aguja de punción lumbar al costado de la sonda luego de aplicar lidocaína local. También se puede usar la vía transvaginal. En los hombres la aguja se introduce por vía transabdominal (suprapúbica), transperineal o transrectal. Siempre se debe hacer con el uso de ecografía y con la vejiga llena (llenar por la sonda con solución salina). Fig. 2.7-8.

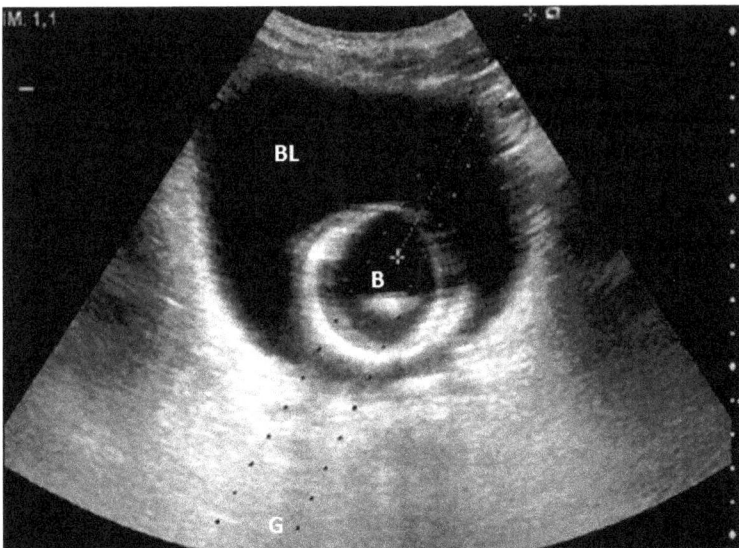

Fig. 2.7. Ecografía con balón traccionado hacia el cuello vesical (B), vejiga llena (BL), guía de aguja (G) y medición de distancia piel-balón.

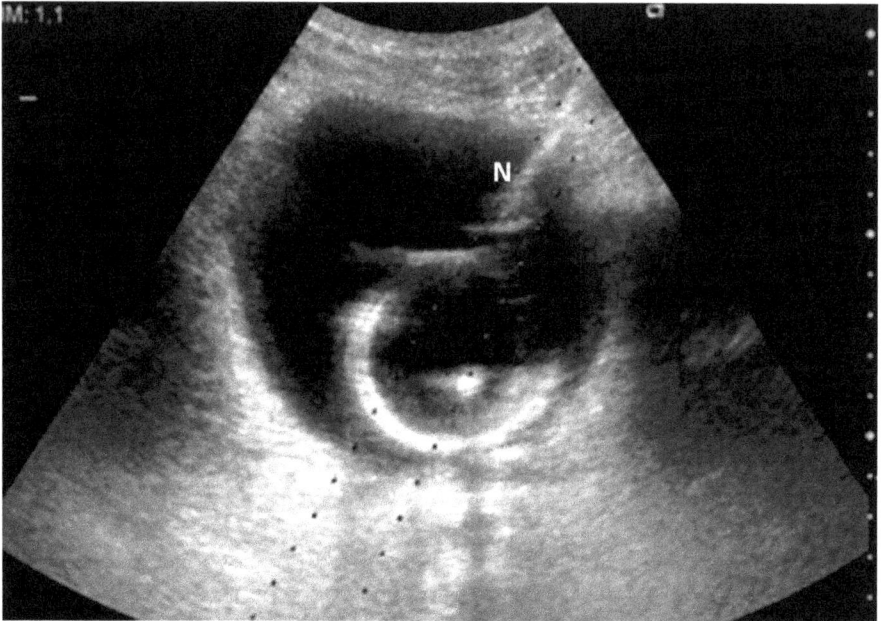

Fig. 2.8. Ecografía con aguja (N) avanzando hacia el balón a puncionar.[1]

Las alternativas al cateterismo uretral incluyen cateterización supra-púbica, auto-cateterismo intermitente o cateterismo asistido y catéteres condones (colectores) externos (para la continencia).

Referencias.
1. Catheterising bladders. www.patient.co.uk.
2. Indications for and technique of urethral catheterisation. Reynard J, Brewster S, Biers S. In: Oxford Handbook of Urology. 2a ed. New York: Oxford University Press; 2009. p. 100.
3. How to manage a urinary catheter balloon that will not deflate. Patterson R, Little B, Tolan J, Sweeney C. Int Urol Nephrol. 2006; 38(1):57-61.
4. Imposibilidad para la retirada de una sonda vesical. Qué hacer? Molina Escudero R, Herranz Amo F, Lledo García E, Husillos Alonso A, Ogaya Pinies G, Lopez Lopez E, Madrid Vallenilla A, Poza García A, Hernandez Fernandez C. Arch Esp Urol. 2012 May; 65(4):489-92.

---

[1] Gentileza del Dr. Roberto Molina Escudero. Servicio de Urología. Hospital Universitario de Fuenlabrada. Madrid. España.

2.3. Colocación de un catéter suprapúbico o cistostomía.

S Salloum, E Zungri y J Clavijo.

Definición.
Es la colocación de una sonda en el área abdominal inferior que drena la vejiga. En este capítulo nos referiremos a la técnica de inserción percutánea.

• Indicaciones:
   a)   Fallo de cateterismo uretral en la retención urinaria.
   b)   Lesión uretral.
   c)   Uretritis. Prostatitis.

• Contraindicaciones:
Ausencia de una vejiga fácilmente palpable al examen físico o distendida en la ecografía. **Es crítico y a veces vital que la vejiga esté distendida.** Son comunes las lesiones intestinales y hasta vasculares al intentar puncionar vejigas con menos de 200 ml.

• Contraindicaciones relativas:
1. Retención por coágulos, ya que puede haber un cáncer de vejiga subyacente. Los coágulos rara vez pueden eliminarse a través de una cistotomía percutánea.
2. Pacientes con incisiones hipogástricas (línea media, Pfannenstiel).
3. Fracturas pélvicas, lo cual es una indicación para la colocación abierta de una cistotomía quirúrgica.
4. Cánceres pélvicos.
5. Coagulopatía que predisponga a hematuria.

Clasificación:
1. Técnica de Seldinger: dilatación del tracto sobre una guía metálica.

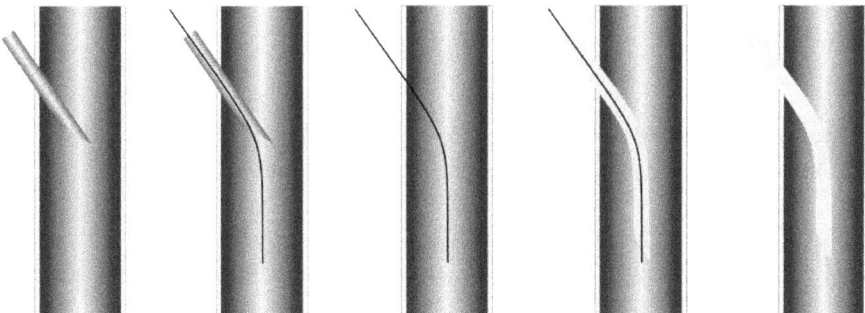

Fig. 2.9. Técnica de Seldinger descrita inicialmente para acceso vascular.

2. Técnica de catéter sobre aguja: un solo procedimiento de punción con catéter colocado secuencialmente sobre la aguja. Fig. 2.10.

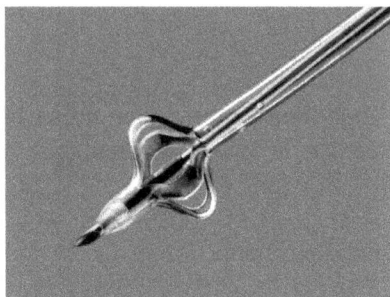

Fig. 2.10. Catéter de Malecot pequeño sobre aguja.

3. Catéter a través de un trocar (Reuter o Lawrence Add-a-Cath®). Fig. 2.11.

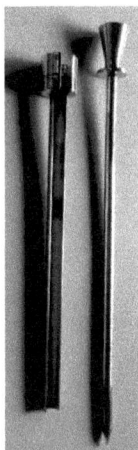

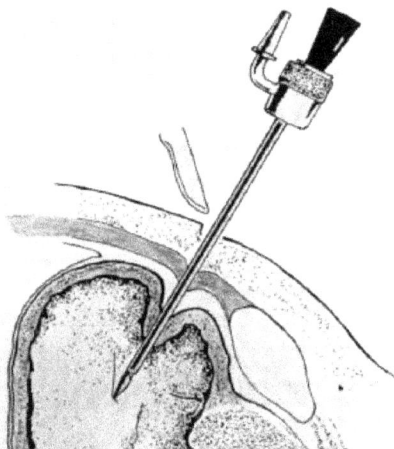

Fig. 2.11. Colocación de trocar de Reuter.

Técnica.
Técnica de Seldinger (sobre una guía) con un catéter de Foley. Fig. 2.9. Hay varios catéteres que vienen en los kits y los equipos varían en función de cada fabricante.

Pasos:
1. Examen abdominal (confirme que la vejiga está distendida).
2. Tenga una ecografía de la vejiga para confirmar un volumen de más de 400 ml.
3. Paciente informado sobre el diagnóstico y la necesidad del procedimiento; con los posibles riesgos y complicaciones; y consentimiento verbal o escrito (preferiblemente).

4. Precauciones universales: la posibilidad de contacto con los fluidos y sangre del paciente, mientras se coloca una cistotomía está presente y aumenta con la inexperiencia del operador. Los guantes deben ser usados en todo momento. Los protocolos de trauma indican usar guantes, protección facial y ocular y túnica o delantal para todos miembros del equipo.

5. Preparar materiales: paquete estéril con gasas estériles, antiséptico, guantes estériles, anestésico local, jeringa y agujas, bisturí, suturas, sonda supra púbica, jeringa con 10 ml de agua para inflar el balón, bolsa de orina. Fig. 2.12.

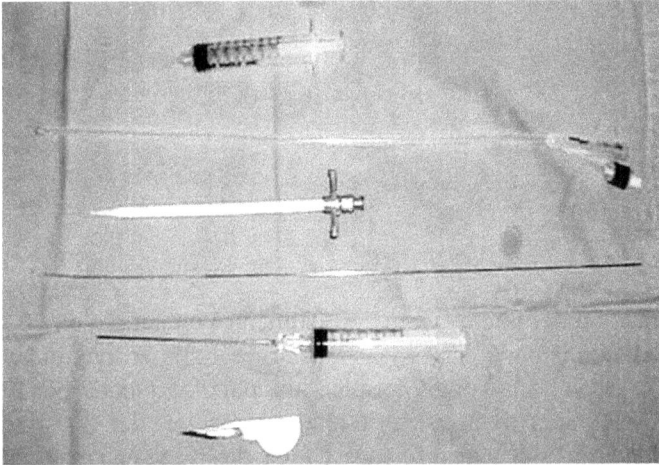

Fig. 2.12. Kit de inserción: jeringa, catéter, dilatador con funda blanca, guía, jeringa con aguja larga, hoja de bisturí.

6. Antibióticos profilácticos administrados si es necesario.

7. Coloque el paciente en decúbito dorsal, en una posición de Trendelenburg moderada (cabeza hacia abajo) para facilitar a los órganos abdominales alejarse de la pelvis por gravedad.

8. Continúe con infiltración con anestésico local después de la antisepsia y colocar campos o toalla estéril. Infiltre 3-4 cm por encima de la sínfisis del pubis. Fig. 2.13.

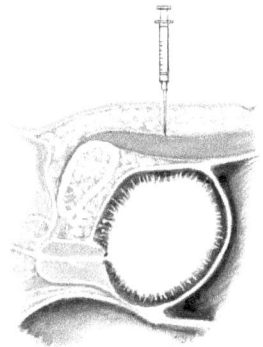

Fig. 2.13. Anestésico local antes de la incisión.

9. Incisión: supra-púbica, en la línea media, 1 cm, incisión cutánea horizontal aproximadamente 3-4 cm por encima de la sínfisis púbica con hoja de bisturí.

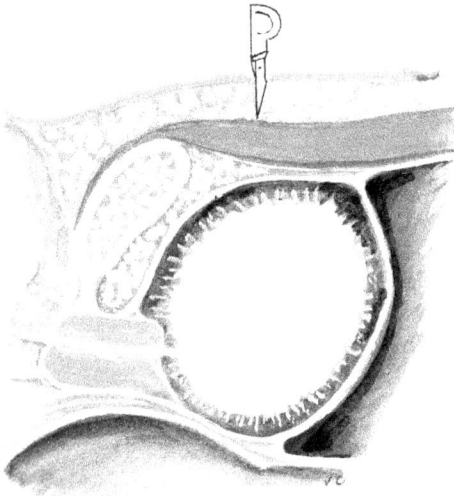

Fig. 2.14. Incisión.

10. Confirmación del tracto (recto verticalmente) en ángulo de 90 grados con la horizontal, con la aguja larga, y aspirar orina. Estimar longitud aproximada del tracto de la piel a la vejiga. Realice una punción guiada por Ecografía si está disponible, para tratar de evitar la perforación del intestino. Si tiene dudas, puede usar una aguja fina de Chiba de 27 a 30G para aspirar. Fig. 2.15.

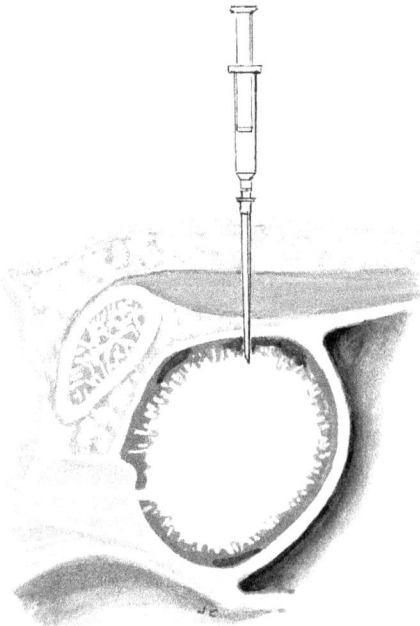

Fig. 2.15. Aspiración con aguja larga.

11. Introduzca una guía con la punta flexible primero, a través de la aguja larga hacia la vejiga. Fig. 2.16.

Fig. 2.16. Guía a través de la aguja larga.

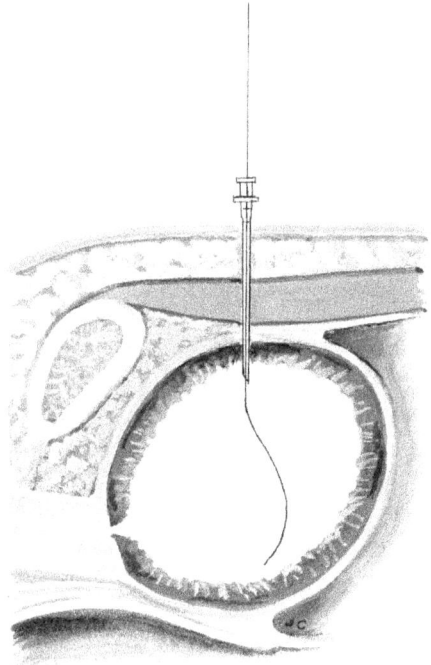

12. Retire la aguja, dejando la guía metálica en posición, utilice la mano no dominante para evitar la salida de la guía. Dilatar el tracto haciendo avanzar el trocar dilatador con su vaina sobre la guía metálica. Fig. 2.17.

Fig. 2.17. Guía y dilatación del trayecto en un modelo.

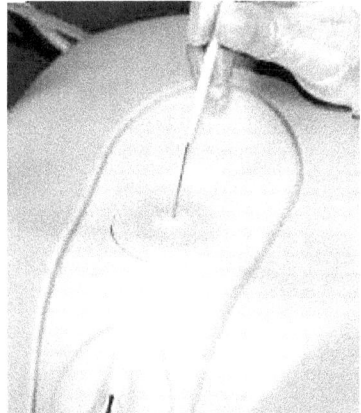

13. La guía se puede retirar una vez que el trocar dilatador con su vaina estén en la vejiga (orina saliendo).

14. El trocar dilatador se retira con la cubierta exterior (vaina) en su lugar dentro de la luz de la vejiga. Evite que salga orina de la vejiga mediante la oclusión de la parte superior de la vaina con el dedo. Fig. 2.18.

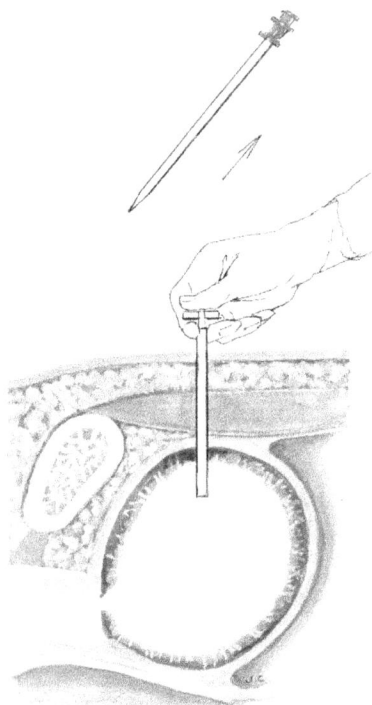

Fig. 2.18. Cubierta exterior
ubicada dentro de la vejiga.

15. Una sonda (generalmente Foley) se introduce completamente y el balón
se infla. Fig. 2.19. La vaina se retira y una vez fuera del cuerpo, se abre para
descartar. Fig. 2.20.

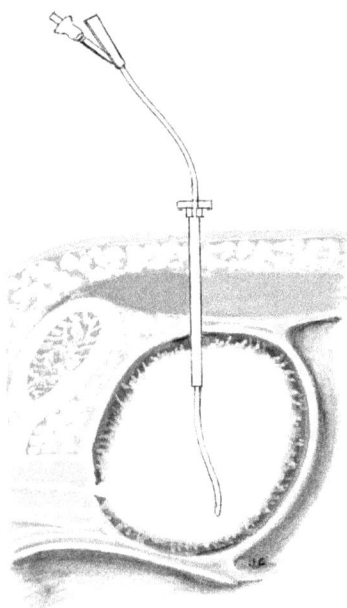

Fig. 2.19. Catéter a través
de la vaina.

Fig. 2.20. Catéter en su lugar, vaina abierta, globo inflado.

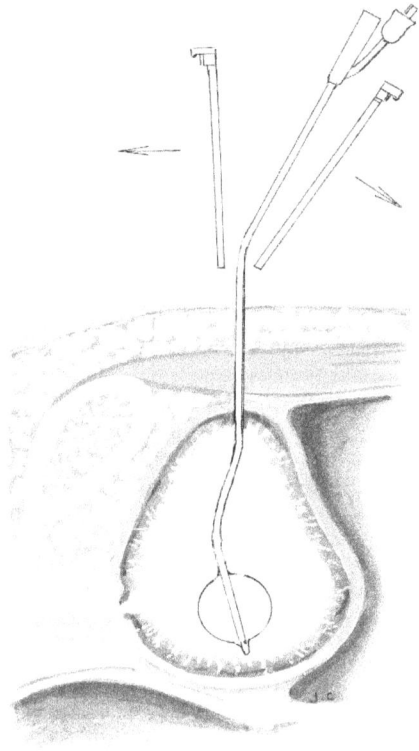

16. Bolsa de orina conectada, orina drenada y el volumen registrado.
17. Si hay sangrado presente en el sitio de la incisión, pueden ser necesarias presión o suturas no absorbibles para detenerlo, y también para fijar el catéter a la piel supra púbica y evitar así la extracción accidental (si el globo falla).
18. Documente el procedimiento en la historia del paciente.
19. Organice cambio de sonda supra púbica en 6-8 semanas bajo la supervisión de personal con experiencia. A largo plazo, el uso de una válvula de catéter como una alternativa al drenaje libre continuo, siempre se debe considerar, para evitar una vejiga desfuncionalizada, pequeña y atrófica.

Complicaciones y efectos secundarios.
a) La hematuria visible es típicamente transitoria.
b) Después de resuelta la obstrucción una diuresis aumentada es posible, y todos los pacientes se deben observar durante 3-6 horas. Si se produce esta complicación, los pacientes deben recibir líquidos y corrección de electrolitos por vía intravenosa.
c) Riesgo de celulitis y formación de abscesos. De consejos de lavado periódico y limpieza con antisépticos.
d) La irrigación con solución salina debe resolver la mayoría de las obstrucciones del catéter. Si el desplazamiento del mismo o la posición incorrecta es una preocupación, se debe realizar una cistografía.

e) La perforación intestinal y lesiones viscerales o vasculares intra abdominales son posibles. Asegurar la distensión de la vejiga con la palpación y ecografía (o escáner de vejiga) para minimizar la posibilidad de estas complicaciones. A veces, la ecografía también puede identificar asas intestinales en el área de trabajo.

Referencias.

1. British Association of Urological Surgeons' suprapubic catheter practice guidelines. Harrison SC, Lawrence WT, Morley R, Pearce I, Taylor J. BJU Int. 2011Jan; 107(1): 77-85.
2. Suprapubic Foley Catheter Kit Executive Summary. NHS Technology Adoption Centre. http://webarchive.nationalarchives.gov.uk/20130701143131/http://www.ntac.nhs.uk/HowToWhyToGuides/SuprapubicFoleyCatheterKit/Catheter-Executive-Summary.aspx.
3. Percutaneous Suprapubic Cystostomy. Satya Allaparthi; K. C. Balaji; Philip J. Ayvazian. In: Irwin and Rippe's Intensive Care Medicine, 7th Edition. Irwin, Richard S.; Rippe, James M. 2011. Lippincott Williams & Wilkins.
4. S-Cath System for suprapubic catheterisation. NICE. National Institute for Health and Care Excellence. Medtech innovation briefing. Published: 10 June 2016. nice.org.uk/guidance/mib68.

2.4. Cólico nefrítico.

L Mouro, S Laghari, G Shanmugham, P Verma y A Rane.

Definición.
El dolor genito-urinario (GU) puede ser debido a la obstrucción de órganos huecos, inflamación, distensión de la cápsula (por ejemplo, riñón, próstata) o infiltración de los nervios adyacentes. La obstrucción aguda de estructuras huecas conduce a dolor de tipo cólico, que es muy intenso. La obstrucción que se desarrolla durante un período prolongado provocará dolor sordo o gravativo (por ejemplo, obstrucción debida a enfermedad maligna). El dolor experimentado se debe principalmente al aumento de la contracción del músculo liso del uréter tratando de superar la obstrucción. Dado que esta contracción se produce en ondas, el dolor experimentado también es en períodos. Esta contracción del músculo liso está mediada por prostaglandinas.

Etiología.
1. Cálculos (litiasis).
2. Coágulos de sangre.
3. Papilas necrosadas.
4. Ligadura de uréter quirúrgica (accidental).

1. Cálculos.
Las litiasis comúnmente causan obstrucción del uréter en ciertos puntos de estrechamiento anatómico natural (Fig. 2.21):
a) unión pielo-ureteral,
b) en el nivel donde el uréter cruza los vasos ilíacos (arteria ilíaca común) y
c) unión vesico-ureteral.

Los cálculos pueden ser primarios o secundarios a otras patologías como la obstrucción pielo-ureteral, mega uréter etc. En estos pacientes además de tratar la litiasis, la patología primaria también debe ser tratada en algún momento.

2. Coágulos de sangre.
La hematuria y la formación de coágulos en el sistema GU pueden ser debidos a litiasis, tumores, traumatismos, tratamiento anti-coagulante y malformaciones vasculares. Los tumores que causan sangrado pueden ser malignos o benignos. Los tumores malignos pueden ser tumores del parénquima renal como carcinoma de células renales o tumores uroteliales como carcinoma de células transicionales. Los tumores benignos como los angiomiolipomas también pueden causar hematuria. El trauma puede ser cerrado, penetrante o lesiones iatrogénicas (por ejemplo, después de una biopsia, procedimientos percutáneos, etc.). Más raramente las

67

malformaciones vasculares como la comunicación arterio-venosa, aneurisma, y hemangiomas pueden llevar a sangrado y cólico por coágulos.

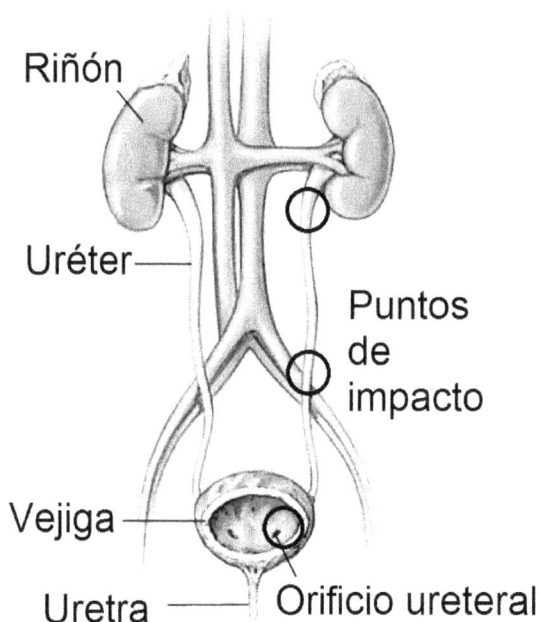

Fig. 2.21. Puntos de estrechamiento anatómicos naturales.

3. Papilas necrosadas.
La papila renal puede perder su irrigación sanguínea y posteriormente necrosarse y desprenderse causando obstrucción. Hay muchas causas de necrosis papilar como la diabetes, el abuso de analgésicos, la anemia de células falciformes y la infección, por nombrar algunos.

4. Ligadura quirúrgica del uréter.
Las causas comunes de la ligadura quirúrgica accidental del uréter son procedimientos como la histerectomía, debido a la proximidad del uréter distal y la arteria uterina.

Diagnóstico.
Historia: síndrome de dolor intenso tipo cólico, vómitos, hematuria. El dolor suele comenzar en la fosa lumbar y se irradia a la región inguinal y la fosa ilíaca. El dolor puede irradiarse a los labios mayores o escroto. Frecuencia, urgencia y disuria pueden estar presentes, además del dolor cólico si la litiasis está cerca de la unión vesico-ureteral. Los pacientes con infección pueden presentar fiebre y chuchos. Todos los pacientes que se presentan con dolor en la fosa lumbar, fiebre y escalofríos deben ser sospechosos de tener pielonefritis obstructiva.
Diferenciales: los pacientes con dolor abdominal debido a un cólico renal a veces pueden confundirse con patología intraperitoneal. Los pacientes con

inflamación peritoneal tendrán dolor a la compresión, dolor de rebote, rigidez y preferirán quedarse quietos ya que el movimiento agrava el dolor. Los pacientes con cólico renal estarán inquietos, se moverán y no habrá signos de peritonitis. El dolor de una disección de un aneurisma de aorta tiende a ser constante en lugar de cólico.

Antecedentes del paciente: litiasis anteriores o neoplasia urológica. Consultar sobre antecedentes familiares de enfermedad litiásica. Historia medicamentosa: quimioterapia, anti-retrovirales, en especial Indinavir.

Examen: abdomen: descartar peritonitis. Riñón palpable, Aorta?

Investigaciones:
Tira de orina: buscar sangre, nitritos y leucocitos. Si hay leucocitos presentes, entonces solicitar urocultivo y tratar como una infección coexistente.

Sangre: hemograma y función renal. Si el paciente está séptico, solicitar hemocultivo. Calcemia y uricemia.

Imagen: el estudio de elección es la TC Urinaria (tomografía computarizada de los riñones, uréter y la vejiga) sin contraste que debe hacerse lo más pronto posible. Fig. 2.22. Las unidades Hounsfield predicen razonablemente la respuesta de la litiasis a la litotricia por ondas de choque (por debajo de 800).

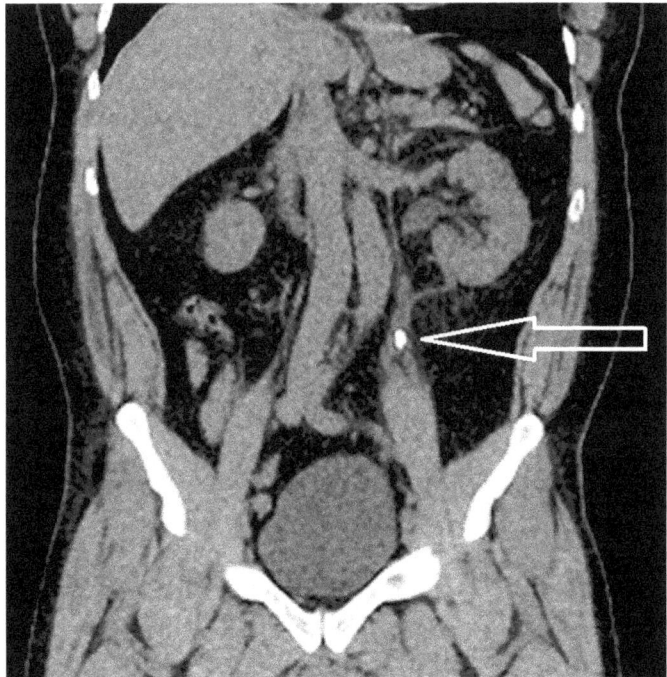

Fig. 2.22. TAC muestra una litiasis en el uréter izquierdo.

Una radiografía simple de aparato urinario también se puede utilizar. Las sombras radio-opacas pueden verse en el área renal (útil para litiasis cálcicas - 80% -). Fig. 2.23.

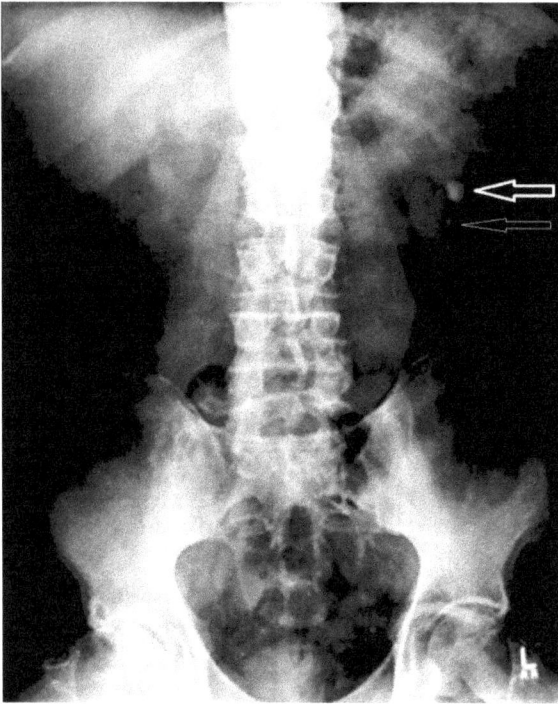

Fig. 2.23. Esta radiografía muestra dos cálculos renales radiopacos proyectados sobre el polo inferior del riñón izquierdo (flechas).

Ecografía: dilatación pielo-calicial y del uréter (hidro / hidro-uretero-nefrosis), cálculos y tumores renales pueden ser detectados. Es mínimamente invasiva, no utiliza radiación y por lo tanto se puede repetir según sea necesario. Fig. 2. 24.

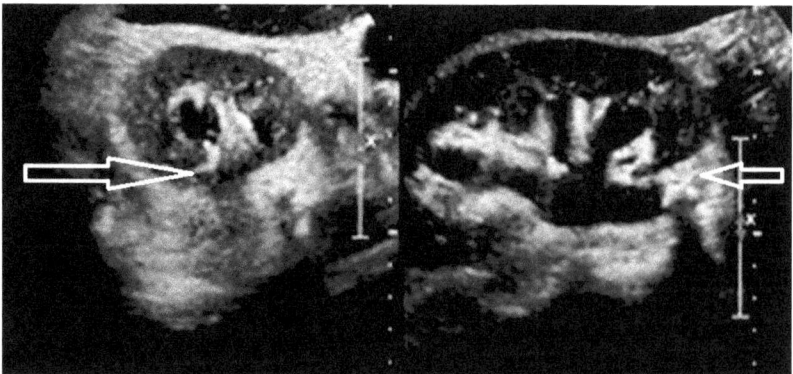

Fig. 2. 24. Ecografía del riñón derecho muestra una litiasis (flecha) con sombra distal.

La urografía de excreción (UDE)es una alternativa si la TAC no está disponible. El paciente tiene que tener una función renal normal porque se utiliza contraste i/v.

Tratamiento.
Los pacientes que se presentan con cólico necesitarán tanto alivio sintomático como tratamiento definitivo de la obstrucción.

Médico.
El tratamiento conservador es aceptable para las litiasis <5 mm, ya que tienen una mayor probabilidad de expulsión espontánea.
a) Analgesia: Diclofenac 1 mg/kg c/8hs (u otros AINEs), el pilar del alivio sintomático. Si no es suficiente: Morfina 0,1 mg / Kg oral, I/V o I/M + antiemético c/6-8hs.
b) Terapia médica expulsiva: Tamsulosina 400 microgramos/día. Esto relaja el músculo liso del uréter y aumenta la probabilidad de expulsión de litiasis (~ 30%). Si la litiasis no es expulsada en 2 a 4 semanas, o el dolor no es controlable, se deben considerar otras opciones de tratamiento. El paciente debe filtrar la orina (filtros de papel de café) y controlar la temperatura durante este período. Una ecografía y radiografía simple deben hacerse como parte del seguimiento periódico.

Quirúrgico.
Procedimientos de emergencia.
Una desobstrucción de Emergencia se debe considerar en las siguientes situaciones:
A. Pacientes con signos de infección, la infección en presencia de obstrucción puede conducir a sepsis, bacteriemia, falla multiorgánica y muerte. También produce una pérdida rápida de la función del riñón afectado.
B. Dolor intenso no controlado con analgésicos.
C. Obstrucción bilateral u obstrucción de un riñón único funcionante.

La desobstrucción se puede lograr por los siguientes métodos:
1. Nefrostomía percutánea: su principal ventaja es que se puede hacer con anestesia local y proporciona una excelente des-compresión. La presencia de dilatación pielocalicial hace que el procedimiento tenga más chance de éxito.
2. Colocación de stent (Doble J): La mayoría de los pacientes necesitarán anestesia general, pero se puede colocar con anestesia local (en mujeres o con cistoscopio flexible en hombres). Si la luz ureteral (del catéter) es demasiado angosta (espacio entre la litiasis y la pared del uréter), entonces puede ser difícil de pasar la litiasis, en cuyo caso una nefrostomía debe ser hecha.

3. Ureteroscopía y litotricia (o litolapaxia) +/- stent. La ventaja de hacer una ureteroscopía es que la patología primaria puede ser tratada, resultando en la descompresión, la mayor parte de las veces. La ureteroscopía, al igual que la colocación de un stent se prefiere evitar en pacientes con infección, ya que puede conducir a un aumento de la presión intra-luminal retrógrada y la consiguiente propagación hematógena retrógrada (sistémica) de la infección.

Nefrostomía.
La nefrostomía es un procedimiento quirúrgico por el cual se inserta un tubo, stent (Simple J), o catéter a través de la piel y dentro del sistema colector renal. Fig. 2.25.

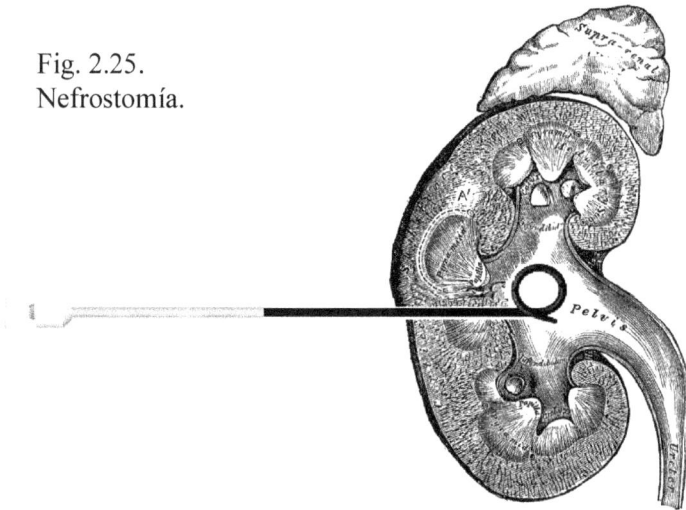

Fig. 2.25.
Nefrostomía.

Indicaciones:
a. Tratamiento de la obstrucción urinaria debido a litiasis o tu-mor (no uretral).
b. Tratamiento de la pielonefritis obstructiva.

c. Acceso para intervenciones como la infusión directa de soluciones para disolver las litiasis, quimioterapia y la terapia con antibióticos o anti-fúngicos.
d. Acceso para otros procedimientos (por ejemplo, dilatación de estenosis benigna, colocación anterógrada de un stent ureteral, litotricia percutánea, pieloureteroscopía o endopielotomía).
e. Tratamiento de obstrucción del tracto urinario relacionadas con el embarazo.

Contraindicaciones: diátesis hemorrágica (comúnmente warfarina, o coagulopatía incontrolable), paciente que no coopera, hiper-kalemia severa (> 7 mEq / L); la cual debe ser corregido con hemodiálisis antes del procedimiento.

Técnica:
Preparación: estudio de crasis y antibióticos profilácticos.

Precauciones universales: La posibilidad de contacto con los fluidos de la sangre o del cuerpo de un paciente está presente y aumenta con la inexperiencia del cirujano. Todos los miembros del equipo deben usar guantes, protección de ojos y túnica o delantal, si el procedimiento se realiza fuera de las salas de operaciones (por ejemplo, sala de radiología o sala de maniobras invasivas).

Bajo anestesia local o general una aguja muy fina (Chiba) se inserta en el riñón con orientación anatómica, ecográfica o tomográfica. Por lo general, con el paciente en decúbito ventral (boca abajo). A través de esta aguja, se aspira orina para cultivo. A continuación, el contraste radio opaco es inyectado lentamente en el sistema colector. Esto permite un control radiológico con brazo en C de todo el procedimiento. Fig. 2.26. Luego, una aguja ligeramente más grande se hace avanzar hacia y a través de la cara lateral externa del riñón, en el cáliz seleccionado. A continuación, una guía metálica fina se pasa a través de la aguja. Se retira la aguja y la guía metálica se deja dentro del sistema colector. El catéter, que es aproximadamente del mismo diámetro que una cánula intravenosa, se pasa sobre la guía hasta su ubicación correcta (método de Seldinger). El catéter se conecta a una bolsa colectora externa que recoge la orina. El catéter y la bolsa se fijan de manera que el catéter no se salga.

Complicaciones.
Sangrado (hematuria, hematoma peri-renal), riesgo de lesión intestinal y lesión vascular intra-renal (fístula arterio-venosa).

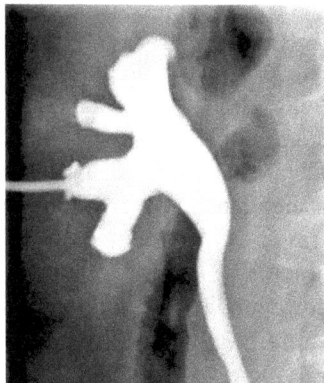

Fig. 2.26. Nefrostomía y contraste en el sistema colector (nefrostograma).

Inserción de stent Doble J.

La colocación de stent JJ es un procedimiento endoscópico quirúrgico por el cual se inserta un tubo (stent) a través de la vejiga y el meato ureteral hasta el riñón por medio de un cistoscopio. Fig. 2.27.

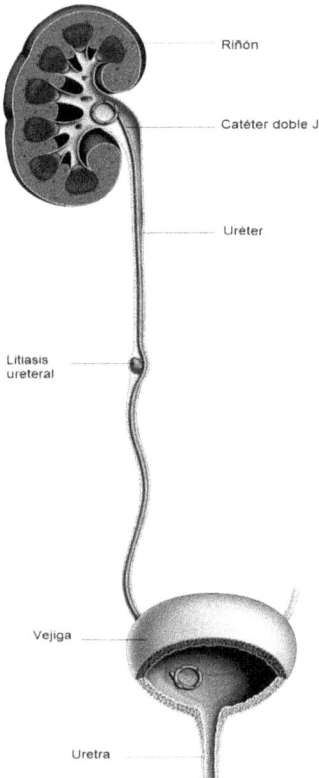

Riñón

Catéter doble J

Uréter

Litiasis ureteral

Fig. 2.27. Diagrama de stent Doble J.

Vejiga

Uretra

Indicación: alivio de la obstrucción del tracto urinario superior debido a la compresión extrínseca o intrínseca.

Técnica.

Por lo general, en el quirófano y bajo anestesia general. Después de la cistoscopia en que se define el orificio ureteral de la unidad obstruida, un catéter ureteral de punta abierta se coloca en el meato del uréter apropiado, de modo que se pueda realizar un pielograma retrógrado para delinear la anatomía del sistema colector, así como el punto de obstrucción. Una guía metálica se coloca a través del catéter ureteral, y la misma y el catéter se ascienden hacia el riñón, se pasa el punto de obstrucción bajo fluoroscopía (rayos X) y orientación cistoscópica. Se retira el catéter ureteral de punta abierta. El stent puede ser entonces colocado sobre la guía bajo una combinación de control cistoscópico y fluoroscópico. El stent se empuja sobre la guía hasta que su extremo distal se vuelve al ras con el cistoscopio. Entonces un empujador se hace avanzar sobre la guía hasta el stent. Éste es

74

empujado hacia arriba hasta que el bucle distal (marcado generalmente en el stent) quede a nivel del meato ureteral. Entonces se retira la guía. El extremo distal del stent puede verse arrollar en la vejiga, y el proximal en la pelvis renal mediante radioscopía. Fig. 2.28.

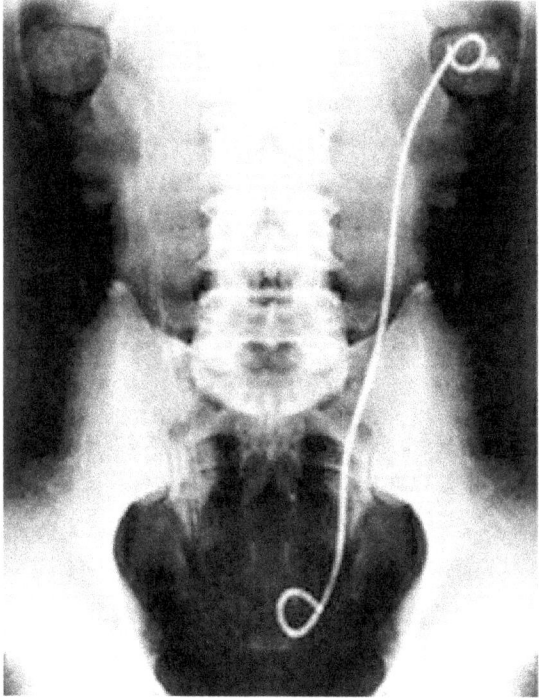

Fig. 2.28. Placa simple de aparato urinario que muestra la posición normal del stent.

Complicaciones.
a) Perforación ureteral o de la pelvis renal.
b) La falta de derivación de la obstrucción.
c) Sepsis.

Procedimientos electivos.
Una vez que se consigue la desobstrucción, el tratamiento posterior de la litiasis se planificará de acuerdo a su composición, tamaño y ubicación. Las diversas opciones incluyen: Litotricia extracorpórea con ondas de choque (Fig. 2.29), ureteroscopía con o sin fragmentación de los cálculos (Fig. 2.30), nefrolitotomía percutánea (para los cálculos en el uréter superior y pelvis renal, Fig. 2.31) y los procedimientos más infrecuentes de cirugía abierta o laparoscópica. Las indicaciones de cada tipo de modalidad de litotricia y de fragmentación están más allá del alcance de este libro, por favor ver referencias para lectura adicional.

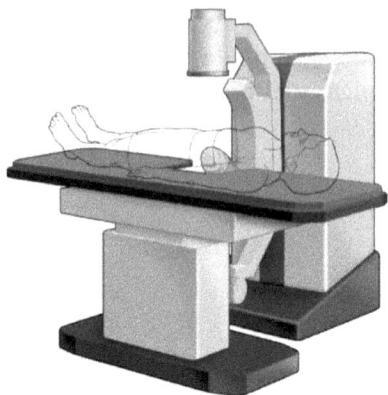

Fig. 2.29. Máquina de litotricia extracorpórea con ondas de choque.

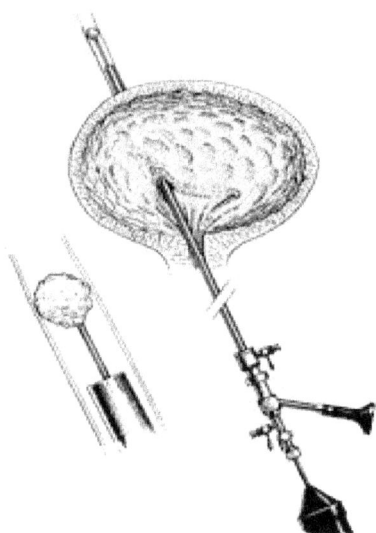

Fig. 2.30. Ureteroscopía.

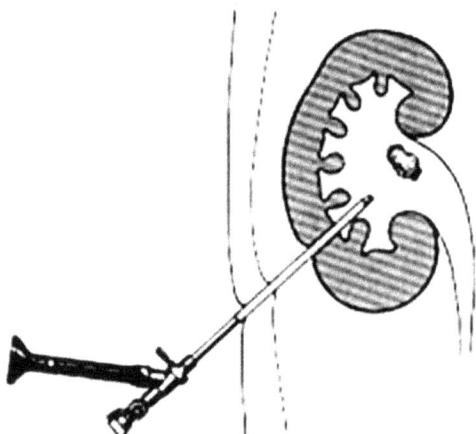

Fig. 2.31. Nefrolitotomía percutánea.

Referencias.

1. Diagnosis and management of renal (ureteric) colic. Ahmed HU, Khan AA, Bafaloukas N, Shergill IS, Buchholz NP. Br J Hosp Med (Lond). 2006 Sep; 67(9):465-9.
2. Management of renal colic. Bultitude M, Rees J. BMJ. 2012 Aug 29; 345:e5499.
3. Suspected ureteral colic: plain film and sonography vs unenhanced helical CT. A prospective study in 66 patients. Ripollés T, Agramunt M, Errando J, Martínez MJ, Coronel B, Morales M. Eur Radiol. 2004 Jan; 14(1):129-36.
4. Renal calculi: emergency department diagnosis and treatment. Carter MR, Green BR. Emerg Med Pract. 2011 Jul; 13(7):1-17.
5. Guidelines for the acute management at first presentation of renal/ureteric lithiasis (excluding pregnancy). The British Association of Urological Surgeons. http://www.baus.org.uk/_userfiles/pages/files/Publications/RevisedAcuteStoneMgtGui delines.pdf. On 21/03/2016.
6. Management of ureteral calculi. EAU/AUA Nephrolithiasis Guideline Panel. https://www.auanet.org/education/guidelines/ureteral-calculi.cfm. On 21/03/2016.

2.5. Anuria obstructiva e insuficiencia renal obstructiva.

G Otatti, O Noboa, P Verma y J Clavijo.

Definición.
La anuria obstructiva es una uropatía obstructiva alta completa bilateral o en un riñón único funcionante. Como tal puede presentarse como un cólico nefrítico. Se caracteriza por ausencia de orina en la vejiga.

Insuficiencia renal obstructiva es la pérdida de la función renal secundaria a una uropatía obstructiva.

Anuria significa "no orina". Del punto de vista fisiopatológico no se segrega orina o no hay transporte de orina a la vejiga. Antes de la aparición de la diálisis renal constituía una emergencia, hoy es una urgencia. Según la etapa de no producción o no transporte, se clasifican en anurias:
- Pre-renales: por caída del gasto sanguíneo renal. ,
- Renales: nefropatías diversas.
- Post-renales u obstructivas.

Consideraremos la anuria obstructiva solamente. La misma se expresa clínicamente porque el paciente no orina, no tiene deseo miccional, y no hay elementos clínicos ni imagenológicos de retención completa de orina.

Etiología.
La obstrucción del flujo de orina puede causar cambios en el sistema renal (dilatación y disfunción), que si agrega otros factores co-mórbidos, asienta en un paciente con nefropatía previa, en un monorreno o si resulta en la obstrucción bilateral puede causar grados variables de insuficiencia renal pudiendo llegar a la anuria. Si la patología obstructiva es diagnosticada precozmente y el tratamiento es adecuado, la función renal puede ser restaurada y la pérdida de nefronas puede ser minimizada, sin embargo, si la patología no es reconocida y tratada a tiempo la resolución de la obstrucción puede no restituir la función renal en forma completa. Fig. 2.33.

Para que la obstrucción resulte en insuficiencia renal anúrica, la misma debe ser bilateral y completa u ocurrir en un único riñón funcionante.

Clasificación.
Las causas de uropatía obstructiva pueden ser supra vesical, vesical o infra vesical.

CAPÍTULO 2. Obstrucción.

1. Causas supra-vesicales.
a) Intra-luminal: litiasis y coágulos.
b) Mural (o parietal): tumores del uréter o pelvis, estenosis pielo-ureterales, estenosis ureterales (por ejemplo, luego de radioterapia, vasculitis o instrumentación).
c) Extrínseca: fibrosis retroperitoneal (primaria o secundaria), compresión por ganglios linfáticos de los uréteres, aneurisma de aorta abdominal, grandes tumores pélvicos infiltrantes (incluyendo el útero).

2. Causas vesicales.
a) Vejiga de alta presión con reflujo bilateral.
b) Tumor de vejiga voluminoso.
c) Cistocele causando angulación ureteral y obstrucción.

Diagnóstico.
Historia: las características clínicas pueden variar dependiendo de lo que causa la obstrucción. Puede ser asintomática o expresarse por dolor, anuria, síndrome toxi-infeccioso o por insuficiencia renal. Síntomas de insuficiencia renal (uremia), tales como náuseas, vómitos y retención de líquidos pueden estar presentes. La incapacidad renal para eliminar residuos puede dar lugar a complicaciones, incluyendo acidosis metabólica, niveles altos de potasio y cambios en el equilibrio de líquidos.

Antecedentes personales y familiares de enfermedades nefro-urológicas (litiasis). Radioterapia o aneurisma de aorta abdominal. Historia medicamentosa: medicamentos nefrotóxicos incluyendo: quimio-terapia, aminoglucósidos, AINE, inhibidores de la enzima convertidora de la angiotensina (ECA), uso de contraste intravenoso con fines diagnósticos.

Examen: hidratación, fiebre, taquicardia, hipotensión. Realizar examen abdominal, pélvico y genital. Masas palpables abdominales, próstata, prolapso genital.

Investigaciones:
Sangre: las pruebas de función renal se deben hacer en todos los pacientes, junto con electrolitos (natremia, potasemia y calcemia) ya que puede haber cambios en los mismos, que si no se corrigen adecuadamente pueden ser potencialmente mortales. En los extremos de la vida (niños y ancianos) utilizar métodos de clearance, porque la fracción de filtración glomerular calculada es menos precisa. Diagnóstico de daño renal agudo = aumento de creatininemia de 0,3 mg/dL o un aumento del 50% de la misma con respecto al valor basal.

Gasometría para acidosis metabólica.

Cultivos (sangre, orina) si hay temperatura o sospecha de obstrucción infectada.

Imagen:
Diversas investigaciones radiológicas se pueden utilizar para diagnosticar la etiología (la causa de la obstrucción). En función de la sospecha clínica y la función renal se pueden utilizar:
a) Ecografía.
b) Tomografía computada (sin contraste si la función renal está alterada). Fig. 2.32.

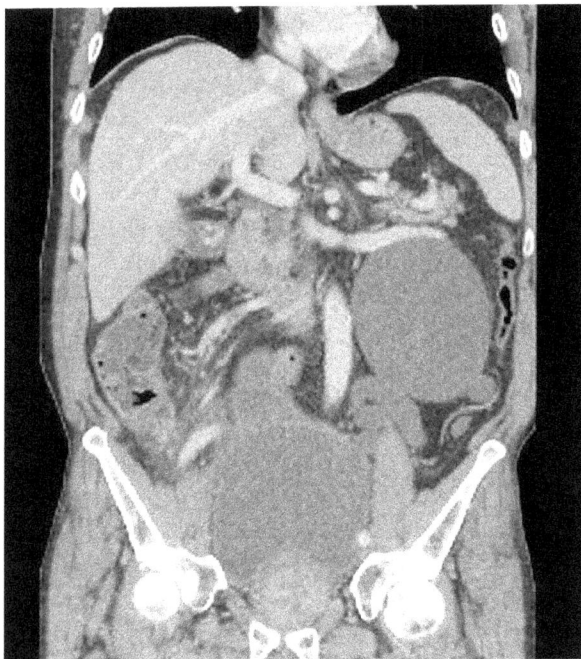

Fig. 2.32. CT muestra dilatación de la vejiga, uréter izquierdo y pelvis renal secundaria a obstrucción infra-vesical.

c) Resonancia magnética (sin contraste si la función renal está alterada; con filtrado glomerular estimado menor de 30 ml/min está contraindicado el uso de gadolinio por riesgo de fibrosis nefrogénica sistémica).

Otros:
a) ECG: hiper potasemia.
b) Tira de orina. Orina con sedimento. Si se sospecha infección cultivo.

Tratamiento.
Quirúrgico.
La idea principal en el tratamiento de estos pacientes es conservar y restituir la función renal, así como el tratamiento de la patología subyacente. Para

mantener la función del riñón, el tracto urinario debe ser desobstruido lo antes posible y esto depende del nivel de la obstrucción.

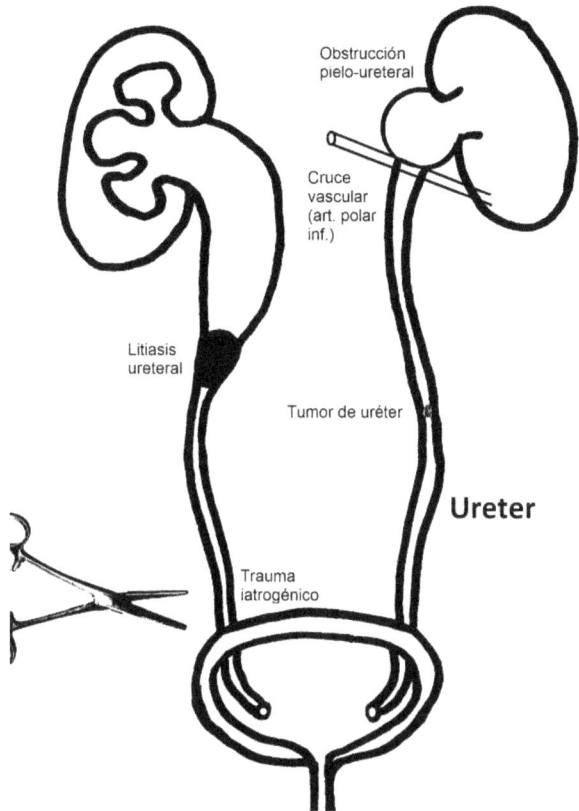

Fig. 2.33. Algunas causas de obstrucción del uréter.

Si el nivel de la obstrucción es supra vesical las opciones son:
1. Doble J.
2. Nefrostomía percutánea.
Uni o bilaterales dependiendo del caso.

Una vez que la obstrucción está resuelta el tratamiento definitivo se puede planificar de forma electiva para la patología primaria (causa obstructiva).

Médico.
Corregir alteraciones del volumen. Detener y tratar los factores agravantes.
La diuresis reactiva luego de la desobstrucción debe ser anticipada. Los pacientes pueden producir grandes cantidades de orina que es diluida y si el volumen no se repone adecuadamente, puede llevarlos a la deshidratación e hipotensión. La mayoría de los pacientes necesitaran líquidos intravenosos.

Póngase en contacto con un equipo médico o de nefrología. La insuficiencia renal no es una condición urológica y estos pacientes se benefician de un estricto control nefrológico. Puede ser necesaria la terapia de reemplazo de la función renal de urgencia frente a alteraciones del medio interno que signifiquen un riesgo vital inminente. Los métodos de la terapia de reemplazo renal son: la hemodiálisis intermitente, hemo-diafiltración veno-venosa continua, y la diálisis peritoneal. El método más rápidamente disponible habitualmente es la hemodiálisis.

Complicaciones y efectos secundarios.
La obstrucción de las vías urinarias destruirá progresivamente nefronas, y por lo tanto dará lugar a una función renal reducida hasta el punto de la insuficiencia renal en etapa terminal. Esto puede requerir un tratamiento de reemplazo renal que tiene costos significativos, morbilidad y mortalidad. Si está infectada, la obstrucción puede progresar con facilidad y rapidez a la urosepsis y muerte.

Resultados.
Esto dependerá de la capacidad de recuperación de los riñones y la duración del insulto. La presencia de infección acelera considerablemente el deterioro de la función renal.

Referencias.
1. A framework and key research questions in AKI diagnosis and staging in different environments. Murray PT, Devarajan P, Levey AS, et al. Clin J Am Soc Nephrol 2008; 3: 864-868.
2. Urinary lithiasis in transplanted kidney. Lancina Martín JA, García Buitrón JM, Díaz Bermúdez J, Alvarez Castelo L, Duarte Novo J, Sánchez Merino JM, Rubial Moldes M, González Martín M. Arch Esp Urol. 1997 Mar;50(2):141-50.
3. Obstructive acute renal failure by a gravid uterus: a case report and review. Brandes JC, Fritsche C. Am J Kidney Dis. 1991 Sep;18(3):398-401.
4. Chronic kidney disease in kidney stone formers. Rule AD, Krambeck AE, Lieske JC. Clin J Am Soc Nephrol. 2011 Aug; 6(8): 2069-75.
5. Anuria secondary to peri-aneurysmal fibrosis. Vallejo Gil C, García Rojo D, Banús Gassol JM, Fernández V, Muniesa Caldero M, Soler Roselló A. Actas Urol Esp. 1994 Jul-Aug; 18(7): 758-60.
6. Acute kidney injury in the elderly: a review. Chronopoulos A, Rosner MH, Cruz DN, Ronco C. Contrib Nephrol. 2010; 165: 315-21.

CAPÍTULO 3. Hematuria.

R Cepellini, R Molina, M Rogers, S Salloum y J Clavijo.

"La naturaleza sólo nos muestra la cola del león".
Albert Einstein.1914.

Definición.
Es la presencia de glóbulos rojos en la orina. En el caso de micro hematuria se define como >3 hematíes/ campo de gran aumento en el sedimento urinario (sospechada en la tira reactiva por la presencia de la molécula de Hem en la orina estudiada). La hematuria macroscópica es la visualización de sangre en la micción existiendo por definición >100 hematíes/ campo de gran aumento en el sedimento urinario (donde se observan glóbulos rojos).

Etiología.
El hecho de que la presencia de glóbulos rojos en la orina pueda ser fisiológica, explica por qué una proporción importante de pacientes con hematuria microscópica y tira reactiva positiva, e incluso con hematuria macroscópica, tendrán investigaciones normales. Ninguna anormalidad se encuentra en aproximadamente el 40% de los sujetos con hematuria macroscópica (visible) y el 80% de aquellos con hematuria microscópica (no visible), a pesar de las investigaciones urológicas convencionales completas (marcadores tumorales o citología de orina, cistoscopia, TAC, Ecografía y/o Urografía de Excreción -UDE). Las causas patológicas más frecuentes son las infecciones urinarias, tumores uroteliales, cálculos en las vías urinarias, hipertrofia benigna de próstata y cáncer de próstata.

Clasificación.
De acuerdo con la localización anatómica:
a) Pre renal: nefropatía hipertensiva, insuficiencia cardíaca crónica, leucemia, púrpura, trombocitopenia, anticoagulación excesiva, hemofilia, anemia de células falciformes. Vascular: malformación arterio-venosa, embolia arterial o trombosis, fístula arterio-venosa, trombosis de la vena renal.

b) Renal: necrosis papilar, nefropatía IgA, glomérulo-nefritis post estreptocócica, nefritis intersticial, síndrome hemolítico urémico, infecciones (pielonefritis, tuberculosis, etc.). Enfermedades del tejido conectivo: Wegener, síndrome de Goodpasture, purpura de Henoch-Schonlein. Causas urológicas: trauma de cualquier parte del sistema urinario, litiasis, malformaciones arterio-venosas, síndrome del cascanueces (compresión de la vena renal izquierda entre la aorta y la arteria mesentérica superior), canceres (carcinoma de células renales, tumor de Wilm's, carcinoma urotelial de la pelvis renal), riñón poli quístico, infartos renales.

c) Post renal:
- Uréter: cáncer, estenosis, litiasis y papilomas.
- Vejiga y próstata: Hipertrofia prostática benigna (HPB), cáncer (transicional, cáncer de próstata), cálculos, cistitis, prostatitis, pólipos, esquistosomiasis.
- Uretra: lesiones, uretritis, cálculos, papiloma, úlceras en el meato.

Otros tipos de clasificaciones incluyen:
- Inicial (uretro-prostática) o final (vesical).
- Macroscópica (visible) o microscópica (no visible).
- Por nefropatías (nefrológica) o por uropatías (urológica).
- Clínicamente verdaderas o "falsas" (orina roja sin glóbulos rojos).

Diagnóstico.
Historia: urológica completa. Ejercicio intenso, trauma. Antecedentes personales: litiasis, condiciones nefro-urológicas personales y familiares, operaciones. Historia medicamentosa: Rifampicina, Nitrofurantoína, Sena, Fenazopiridina, L-dopa, Metronidazol, anticoagulantes, anti-plaquetarios.

Examen: masa abdominal, presión arterial, pélvico y genital completos. Figura 3.1.

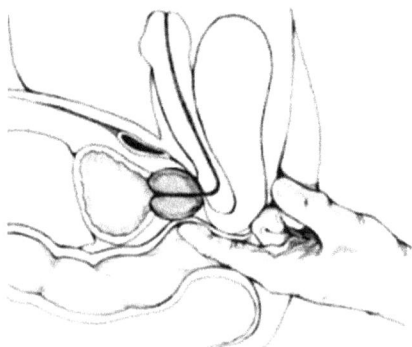

Figura 3.1. Tacto rectal (TR): aumento del tamaño de la próstata o cáncer. Masa vesical palpable.

Diferenciales:
1. Hemoglobinuria: tira reactiva positiva (Hem), pero sin glóbulos rojas en la microscopía. Busque hemólisis.
2. Mioglobinuria: tira reactiva positiva (Hem), pero sin glóbulos rojas en la microscopía. Busque miólisis (trauma, etc.).
3. Alimentación (por ejemplo, remolacha) y colorantes. Tira reactiva negativa.
4. Medicación: Rifampicina, Nitrofurantoína, Sena. Tira reactiva negativa.
5. Porfiria: la orina se oscurece en reposo. Tira reactiva negativa.
6. Bilirubinuria: enfermedad biliar obstructiva. Bilirrubina en la tira reactiva.

Investigaciones.

Imagenología:

1. Evaluación del tracto urinario alto: tomografía computarizada (Figura 3.2). Si no está disponible, RMN, Ecografía o UDE.

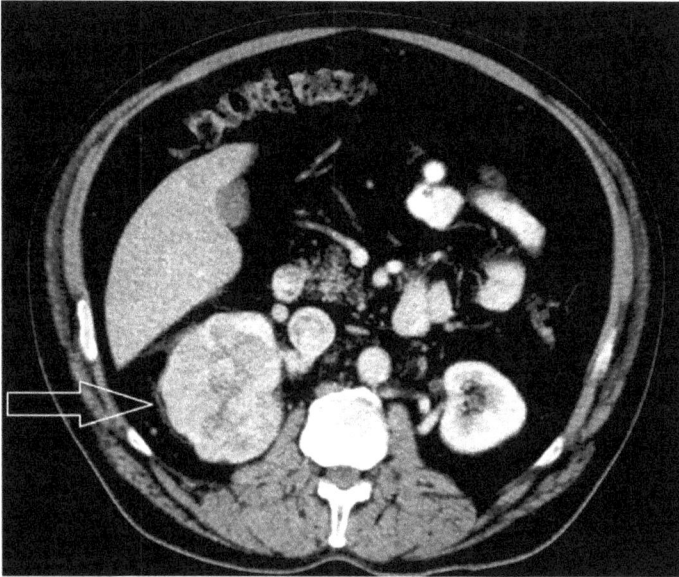

Figura 3.2. TAC tumor en el riñón derecho.

2. Evaluación del tracto urinario inferior:

Cistoscopia. Sin excepciones toda hematuria macroscópica debe ser evaluada con cistoscopia. Figura 3.3.

Figura 3.3.
Cistoscopia:
cáncer de vejiga.

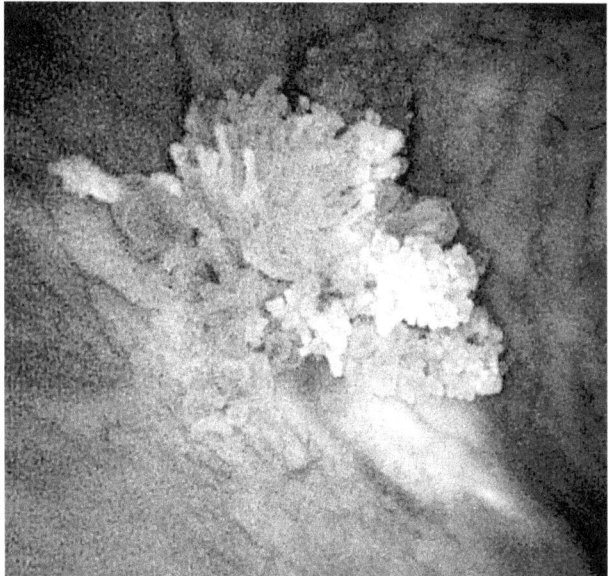

Citología de orina o marcadores tumorales urinarios (BTA, NMP22). En forma electiva.

Tira reactiva de orina (UTI, proteinuria) y prueba de orina incluyendo el análisis microscópico. Falso positivo de tira reactiva: mioglobinuria, peroxidasas bacterianas, desinfectantes (hipoclorito, iodo). Falso negativo de tira reactiva: Hem en presencia de agentes reductores (ácido ascórbico). Figura 3.4.

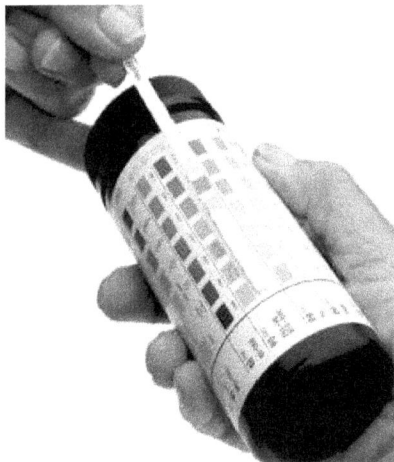

Figura 3.4. Prueba de tira reactiva de orina.

Sangre: PSA, función renal, hemograma, estudio de coagulación, Clasificación sanguínea y pruebas cruzadas (en pacientes hipotensos).

Todos los pacientes con hematuria en ausencia de infección deben ser estudiados de acuerdo con el protocolo local. No tiene por qué ser urgente.

Consulta nefrológica electiva para: pacientes con una causa urológica excluida, descenso en la tasa de filtración glomerular (TFG), etapa 4 o 5 de enfermedad renal crónica (ERC) con TFG < 30 mL/ min, eritrocitos dismórficos significativos, proteinuria, hematuria con hipertensión arterial en menores de 40 años, hematuria con infección respiratoria intercurrentes en pacientes de menos de 16 años de edad.

Tratamiento.
1. Emergencia: hematuria visible. Resucitar con líquidos IV y/o sangre si el paciente está en estado de shock. Usar protocolo de trauma local (reanimación /ATLS®).

Irrigación continua de la vejiga: inserte sonda de buen calibre (> 20 Fr) de 3 vías tipo Foley más irrigación salina continua (alternativa: lavados por sonda común) hasta que el sangrado se detenga, se eliminen los coágulos vesicales y el lavado salga razonablemente claro. Aplicar tracción del catéter en forma intermitente si es necesario (20 min y luego interrumpirla por 20-40 min), esta tracción comprimirá la próstata y podrá reducir el sangrado relacionado con la misma. Fig. 3.5.

Si el sangrado no se detiene, produciendo hipotensión recurren-te o requiriendo transfusiones repetidas, es probable que una intervención de emergencia sea necesaria: cistoscopia y evacuación de coágulos y hematuria, +/- coagulación y RTU de próstata o vejiga. Es una endoscopia de exploración y se procede a una operación hemostática de acuerdo con los hallazgos.

Si en la cistoscopia se comprueba que se trata de una hemorragia del tracto superior, se requerirá una angiografía urgente (si el paciente está estable realizar TC), intra-hemorrágica y la embolización (renal o segmentaria) de emergencia o la nefrectomía (si el paciente se mantiene inestable).

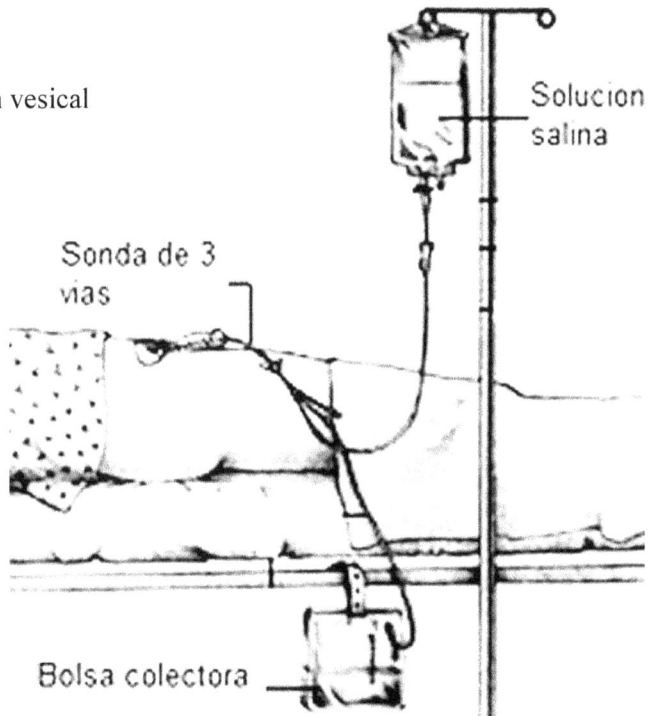

Fig. 3.5. Irrigación vesical continua.

Solucion salina

Sonda de 3 vias

Bolsa colectora

2. Electivo. Hematuria macroscópica leve y microscópica asintomática: consulta en urología ambulatoria, investigaciones y tratamiento en función de la causa.

Complicaciones y efectos secundarios.

Dependerán de las consecuencias hemodinámicas de la hemorragia. El resultado dependerá de la etiología y el tratamiento de la patología subyacente.

Referencias.

1. Joint Consensus Statement on the Initial Assessment of Haematuria. The British Association of Urological Surgeons.
   http://www.baus.org.uk/professionals/baus_business/publications/17/haematuria_guidelin es. On 21/03/2016.
2. In search of a consensus: evaluation of the patient with haematuria in an era of cost containment. Heller MT, Tublin ME. AJR Am J Roentgenol. 2014 Jun; 202(6): 1179-86.
3. Assessment of haematuria. Margulis V, Sagalowsky AI. Med Clin North Am. 2011 Jan; 95(1): 153-9.
4. Haematuria: etiology and evaluation for the primary care physician. Patel JV, Chambers CV, Gomella LG. Can J Urol. 2008 Aug; 15 Suppl 1: 54-61.
5. Haematuria. American Urological Association.
   https://www.auanet.org/education/hematuria.cfm. On 21/03/2016.
6. Urinary markers in screening patients with haematuria. Chiong E, Gaston KE, Grossman HB. World J Urol. 2008 Feb; 26(1): 25-30.
7. Long-term outcome of home dipstick testing for haematuria. Madeb R, Messing EM. World J Urol. 2008 Feb; 26(1): 19-24.

CAPÍTULO 4. Emergencias de los genitales externos.

4.1. Dolor escrotal agudo.

R Decia, T Rosenbaum y J Clavijo.

Definición.
Dolor desarrollado en las últimas 24 horas en el escroto. Puede haber sido intermitente y haberse presentado previamente.

Etiología.
Causas escrotales:

1. Torsión testicular: es un giro en el cordón espermático que resulta en la oclusión circunferencial de la arteria y vena espermáticas que llevan a la interrupción del suministro de sangre al testículo. El testículo está ubicado en consecuencia más alto en el escroto y hacia el canal inguinal. Lleva a isquemia y gangrena si no se corrige inmediatamente. La torsión puede ser a diversos niveles dependiendo de la anatomía. La oclusión vascular a menudo es progresiva y empeora con el edema. Dolor agudo repentino y severo, hinchazón y elevación. Ocurre a cualquier edad, pero es más común y relevante en los niños y adultos jóvenes. Muy importante, pero difícil de diagnosticar en los lactantes. La presentación más frecuente es: dolor agudo, tumoración escrotal aguda sin fiebre al inicio.

2. Epidídimo-orquitis aguda: inflamación del cordón espermático, epidídimo y el testículo (véase el capítulo infecciones urinarias). Rara vez es de inicio súbito. También puede ser crónica. Puede estar asociada a una infección del tracto urinario, enfermedades de transmisión sexual y a sondas uretrales. Se presenta como dolor, hinchazón, enrojecimiento, testículo más caliente y fiebre. La presentación más frecuente es: dolor subagudo, tumoración escrotal subaguda y fiebre desde el inicio.

3. Torsión de la Hidátide de Morgagni y/o el apéndice del epidídimo: de nuevo este es un cuadro de inicio repentino de dolor escrotal unilateral. Sin embargo, en este caso hay sensibilidad en el polo superior del testículo y el testículo generalmente cuelga normalmente en el escroto. Pero el dolor es menos severo y típicamente se localiza en un área pequeña sobre el testículo. A veces, un área pequeña más oscura puede notarse a través de la piel. La presentación más frecuente es: dolor agudo y exquisito en el polo superior, tumoración escrotal aguda muy pequeña en ese sector sin fiebre.

4. Hematocele: después de un traumatismo. Ruptura testicular: también por lo general causada por trauma, provoca un hematoma importante (véase

el capítulo trauma). La presentación más frecuente es: dolor agudo, tumo-ración escrotal aguda sin fiebre al inicio; postraumático o posquirúrgico.

5. Hematoma testicular: por lo general debido a un traumatismo. Un hematoma por debajo de la albugínea produce dolor intenso y conduce a isquemia por presión. (véase el capítulo de trauma).

6. Hemorragia o isquemia de un tumor testicular: es más frecuente en los tumores de crecimiento rápido. Es importante reconocerlo ya que la cirugía a través del escroto debe ser evitada. El dolor agudo ("tumor agudo") en un tumor preexistente es una complicación importante, aunque poco frecuente de los tumores testiculares. El crecimiento rápido puede llevar a la isquemia y sangrar; la neo-vasculogénesis facilita el sangrado. Un adulto joven y tímido puede admitir haber notado el aumento de tamaño durante algún tiempo. Documentar la sospecha y confirmar por exploración ecográfica.

Causas no escrotales:
1. Hernia estrangulada, inguinal o femoral: masa inguinal irreductible sensible y dolorosa. Se puede presentar como obstrucción intestinal o dolor abdominal. En caso de hernia inguinal indirecta, hay una masa escrotal en el sector superior. Una masa escrotal en la cual usted no puede insinuar sus dedos por encima de la misma es una hernia, a menos que se demuestre lo contrario. Si también duele, puede ser una hernia incarcerada que puede contener epiplón, intestino o la vejiga. Puede o no estar estrangulada. Consulte inmediatamente a cirugía general.

2. Apendicitis: el apéndice comparte el mismo suministro nervioso visceral aferente (T10) con el testículo derecho y esto puede causar dolor referido. El examen escrotal es normal.

3. Litiasis ureteral o cualquier obstrucción del uréter, que da dolor que se irradia a la región inguinal, de nuevo por vía nerviosa aferente similar. El examen escrotal es normal.

Torsión testicular.
La fijación testicular normal a la parte posterior de la túnica vaginal evita la torsión del cordón. La deformidad en badajo de campana o falta de fijación posterior, resulta en que los testículos están libres para moverse (y rotar) dentro de la cavidad virtual de la túnica vaginal. La contracción de los músculos del cordón (cremáster) acorta el cordón espermático y puede producir una torsión testicular (debido a que el cremáster tiene una orientación en espiral hacia abajo, a lo largo del cordón). El grado de torsión

varía de ½ a 2 vueltas del cordón. El aumento del edema reduce aún más el suministro de sangre al testículo.

Diagnóstico.
La sospecha de torsión testicular es un diagnóstico clínico. No hay lugar para exámenes complementarios, en particular para la ecografía, ya que es una pérdida de tiempo y tiene falsos positivos y negativos.

Historia: testículo agudamente inflamado y doloroso, dolor abdominal bajo y, a veces, vómitos (el dolor abdominal se debe a que los testículos mantienen su inervación embriológica que es principalmente de T10, vía simpática). Traumatismo reciente leve (que no explica el dolor), erección o coito. Más frecuente en adolescentes y también el primer año de vida. El dolor suele despertar el paciente. Antecedentes personales: traumatismos leves a los testículos o episodios previos de dolor testicular debido a torsión y detorsión.

Examen físico: es siempre un examen difícil. Testículo elevado, extremadamente doloroso inflamado, y el cordón espermático engrosado. Testículo contralateral normal. Fig. 4.1.

Investigaciones: ninguna para el diagnóstico. Tira de orina para descartar infección. La ecografía no tiene utilidad si se sospecha una torsión.

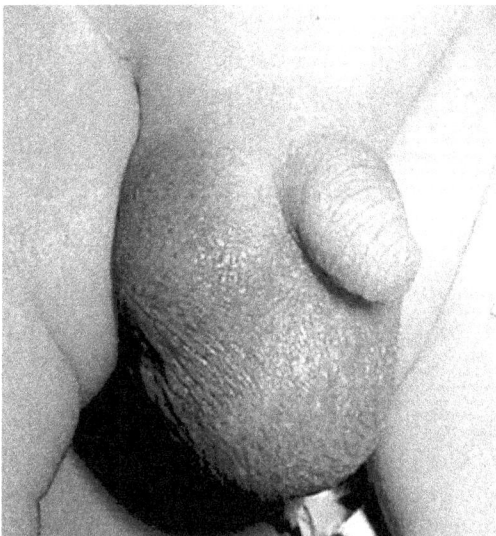

Fig. 4.1. Torsión testicular derecha.

El diagnóstico diferencial es con orqui-epididimitis (capítulo IU). Figura 4.2.

Tratamiento.

CAPÍTULO 4. Emergencias de los genitales externos.

La torsión testicular es una urgencia urológica quirúrgica. La exploración escrotal debe hacerse tan pronto como sea posible (dentro de 6 horas). De lo contrario habrá daño testicular irreversible.

Este es un diagnóstico sensible al tiempo: establecer con la mayor precisión posible cuando comenzaron los síntomas. Si son más de 24 horas los riesgos de la cirugía de emergencia (por ejemplo sin ayuno) pueden ser mayores que los posibles beneficios (el testículo ya estará necrótico).

	Orqui-epididimitis	Torsión testicular
Edad	cualquiera, en su mayoría adultos	niños varones jóvenes, pico 13-15 años
Dolor	gradual, de moderado a severo, tiende a ser confinado al epidídimo	agudo, muy severo (despierta al pacientes por la noche), localizado en el testículo
SUB	+	-
Reflejo Cremastérico	-/+	-
Fiebre	+	-
Signo de Prehn (elevación del testículo afectado alivia el dolor)	+	-
Cambios en la piel	edema e inflamación del escroto	raro
Posición del testículo	normal pero inflamado	alta y horizontal

Figura 4.2. Diferencias clínicas entre torsión e infección.

La cantidad de daño residual es proporcional al tiempo entre la torsión y su corrección.

Durante la operación: el paciente debe ser informado y consentido para una orquiectomía (dentro de las limitaciones de tiempo de una emergencia isquémica).

Se recomienda una incisión escrotal alta. El lado afectado se presenta bajo la incisión de la piel, la túnica vaginal se abre con una incisión con bisturí y se extiende con tijera y el testículo se expone. Por lo general hay un pequeño hidrocele. La torsión, si está presente, se reconoce inmediatamente y el cordón es detorsionado (primera maniobra) luego el testículo se coloca entre gasas húmedas tibias. Si la viabilidad está en duda, espere unos minutos y vuelva a examinar. Un testículo negro gangrenoso que no recupera su color (después de detorsión) es necrótico y debe ser extirpado. Si se mantiene algún suministro de sangre y el color se normaliza, el testículo puede ser viable y debe ser conservado. Se puede incidir la albugínea testicular y apreciar el grado de sangrado. La túnica vaginal se reseca o evierte para prevenir la recurrencia. La fijación no es necesaria. Figura 4.3.

El testículo opuesto debe fijarse al mismo tiempo y de la misma manera, ya que la anatomía predisponente tiende a ser bilateral.
Los resultados dependerán del estado de viabilidad del tejido testicular en el momento de la detorsión.

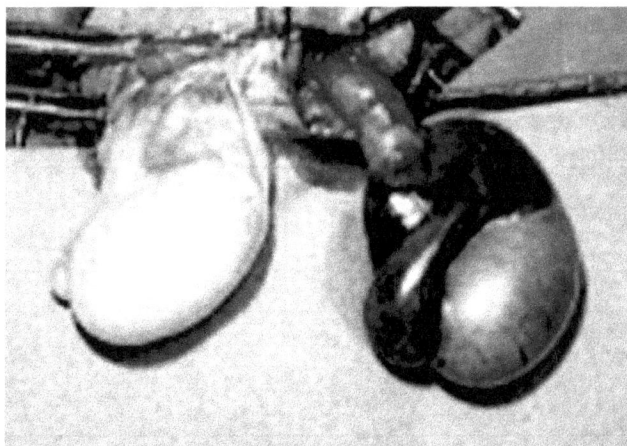

Figura 4.3. Exploración testicular mostrando torsión del testículo izquierdo. Se muestra la diferencia entre el testículo viable y no viable.

Torsión de la Hidátide de Morgagni y del apéndice epididimario: ambos pueden imitar clínicamente una torsión testicular, por lo tanto, la exploración escrotal es el manejo más seguro, con la escisión del apéndice o hidátide una vez que la torsión se descartó. En la cirugía, una vez que la torsión se descarta, el apéndice afectado debe ser extirpado y la base cauterizada o suturada. La fijación no está indicada, pero la eversión de la túnica sí.

No opere, solamente si tiene muy buenas razones para no hacerlo (tiempo desde el inicio mayor de 24 horas, signos clínicos muy claros que descarten torsión, riesgo quirúrgico alto, no poder acceder a las instalaciones adecuadas).

Referencias.

1. Acute scrotum in children. European Association of Urology. The Paediatric Urology Guidelines. http://uroweb.org/wp-content/uploads/23-Paediatric-Urology_LR_full.pdf. On 27/03/2016.
2. Testicular torsion: diagnosis, evaluation, and management. Sharp VJ, Kieran K, Arlen AM. Am Fam Physician. 2013 Dec 15; 88(12): 835-40.
3. Acute scrotal pain. Srinath H. Aust Fam Physician. 2013 Nov; 42(11): 790-2.

4. Acute scrotum. American Urological Association. https://www.auanet.org/education/acute-scrotum.cfm. On 21/03/2016.
5. Intermittent testicular pain: fix the testes. Kamaledeen S, Surana R. BJU Int. 2003 Mar; 91(4): 406-8.
6. Scrotal swellings. National Institute for Health and Care Excellence. https://www.evidence.nhs.uk/document?ci=http%3a%2f%2fcks.nice.org.uk%2fscrotal-swellings&returnUrl=Search%3fom%3d[{%22toi%22%3a[%22Guidance%22]}]%26q%3dScrotal%2bswellings&q=Scrotal+swellings. On 27/03/2016.
7. Testicular torsion. Cox AM, Patel H, Gelister J. Br J Hosp Med (Lond). 2012 Mar; 73(3): C34-6.
8. Testicular torsion. BMJ Best practice. http://bestpractice.bmj.com/best-practice/monograph/506.html. On 27/03/2016.

4.2. Parafimosis.

F Craviotto, S Salloum y G Shanmugham.

Definición.
La parafimosis, es la incapacidad para llevar el prepucio a su posición original después de que se retrae detrás del glande del pene.

Etiología.
Por lo general ocurre con un anillo prepucial estrecho (fimosis) cuando está retraído por detrás del glande. También ocurre común-mente después de procedimientos como la cateterización uretral, cuando el prepucio no se vuelve a colocar hacia adelante después del procedimiento. También puede ocurrir en adultos cuando el anillo prepucial se estenosa debido a otra patología como balano-postitis (por ejemplo en los diabéticos), balanitis xerótica obliterante (liquen escleroso y atrófico), etc. No es raro que los niños pequeños sufran de parafimosis ya que el orificio prepucial es más estrecho en la primera infancia y se distiende con los años.

Diagnóstico.
Historia: el prepucio forma un anillo apretado alrededor del pene por detrás del glande que lleva a la formación de edema en el glande, por debajo del surco coronal. De ahí que la presentación común es la inflamación y el dolor. Muchos pacientes jóvenes sienten vergüenza de buscar atención médica y esto retrasará la consulta y el tratamiento y puede terminar en dolor grave y edema significativo.

Examen: el edema se observa por debajo del glande (proximal) y es circunferencial. También se observa el anillo prepucial apretado. Figura 4.4. El edema del pene (de otras causas), a veces puede confundirse con parafimosis en los pacientes que ya han sido circuncidados.

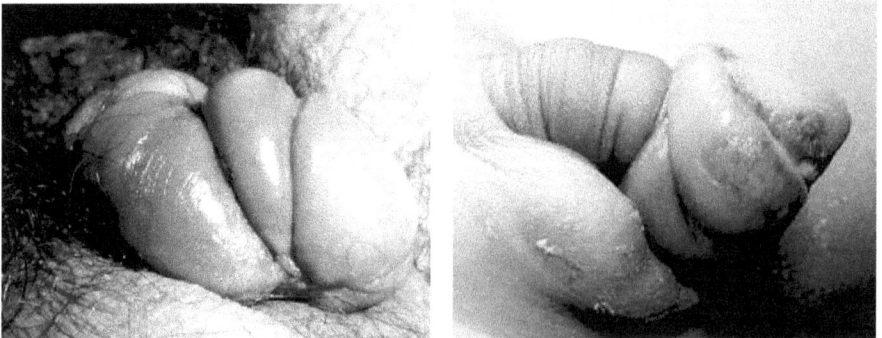

Figura 4.4. Imágenes de parafimosis.

En estos pacientes se observa edema debajo del glande pero este edema será más dependiente y predominantemente ventral y si el paciente es capaz de dar una buena historia, él recordará haber sido circuncidado en el pasado.

Investigaciones: ninguna. El diagnóstico es clínico y debe diferenciarse de las balano-postitis edematosas que simulan parafimosis.

Tratamiento.
Consiste en llevar el prepucio hacia la posición normal. Para que esto se logre el edema se debe reducir y el prepucio se debe tirar hacia adelante (distalmente). Dado que el paciente estará con molestias significativas, la mayoría de los pacientes necesitan algún tipo de anestesia, local o general. Los niños necesitarán una anestesia general.

Médico.
La anestesia local se puede administrar como un bloqueo circunferencial alrededor de la base del pene. Tanto la Lidocaína como la Bupivacaína se pueden utilizar, pero se debe tener cuidado y asegurarse de que no contienen adrenalina ya que esta puede producir isquemia del pene.

Bloqueo peneano circunferencial: esta técnica se puede utilizar para la anestesia local antes de intentar reducir manualmente una parafimosis o cualquier otro procedimiento doloroso del pene. Utilice una aguja de calibre 27 G para infiltrar circunferencialmente un anestésico local alrededor de la base del pene, aspirando hacia atrás para asegurarse de que no se encuentra en ningún vaso sanguíneo. Espere 5-10 minutos (tómese una taza de té) y compruebe la sensibilidad, si se logró buena anestesia, entonces puede comenzar. Figura 4.5.

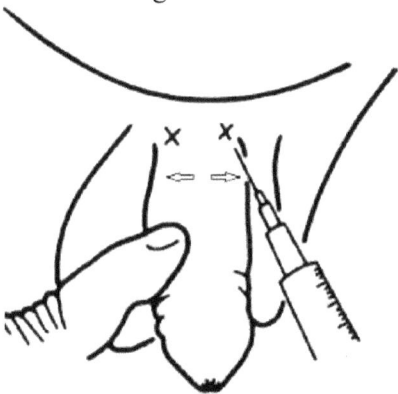

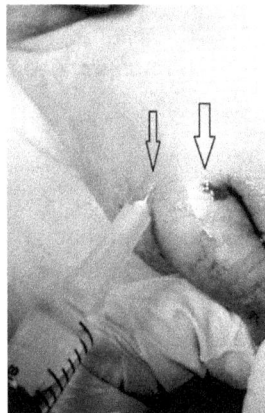

Figura 4.5. Bloqueo peneano circunferencial con anestésico local.[2]

---

[2] Adaptado de www.glowm.com y www.drmomma.org.

Reducción del edema: una vez que la anestesia ha funcionado, el paciente estará más cooperativo para manipulaciones adicionales. La reducción de edema se puede lograr mediante compresión manual con una gasa mojada en solución salina fría envuelta alrededor del pene.

Reducción del prepucio: una vez que se reduce el edema, el prepucio normalmente puede llevarse a su posición normal. Esto se puede lograr mediante la colocación de los dedos índice y medio de ambas manos justo por debajo del anillo prepucial en ambos lados del pene, y colocando los pulgares en el glande. Los cuatro dedos empujan el anillo prepucial en sentido distal mientras los pulgares empujan el glande por debajo del anillo prepucial, en la dirección opuesta. Figura 4.6. Esto por lo general resulta en la reducción de la parafimosis. Después de la reducción aplique RHACE (reposo, hielo, analgésicos, compresión y elevación).

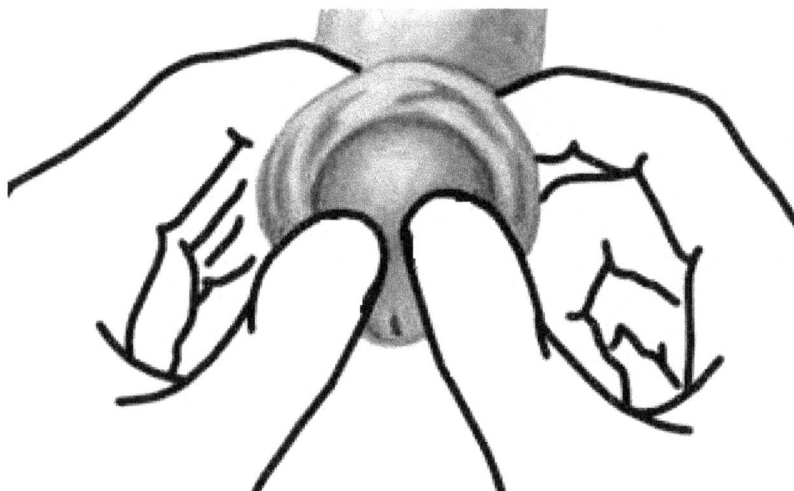

Figura 4.6. Diagrama: reducción manual de la parafimosis bajo anestesia local.

Quirúrgico:
1. Incisión dorsal: a veces las maniobras anteriores pueden no tener éxito. Entonces, el anillo prepucial tendrá que ser cortado para reducir la parafimosis. Técnica: el anillo prepucial tendrá que ser cortado en el sector lateral, o dorsal (para-medial), para evitar daños en la uretra (ventral) o las venas dorsales (medial, dorsal). La incisión se realiza en sentido longitudinal y de longitud suficiente para reducir la parafimosis. Figura 4.7. Una vez que la misma se reduce, la incisión longitudinal se cierra transversalmente de manera que se aumenta la circunferencia del anillo prepucial; usando material de sutura absorbible.

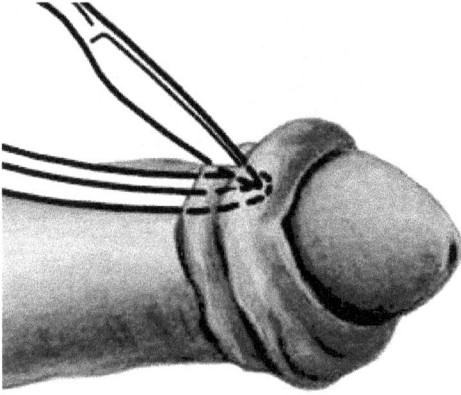

Figura 4.7. Ilustración del anillo de la parafimosis, corte bajo anestesia local.

2. Circuncisión: la mayoría de los pacientes necesitaran una circuncisión posteriormente, especialmente si la parafimosis es recurrente o si hay factores de riesgo predisponentes. Alternativamente, la circuncisión puede ser el tratamiento inicial (en lugar de corte dorsal) si la reducción no se puede lograr manualmente. Si es posible se debe evitar la postectomía en agudo. Figura 4.8.

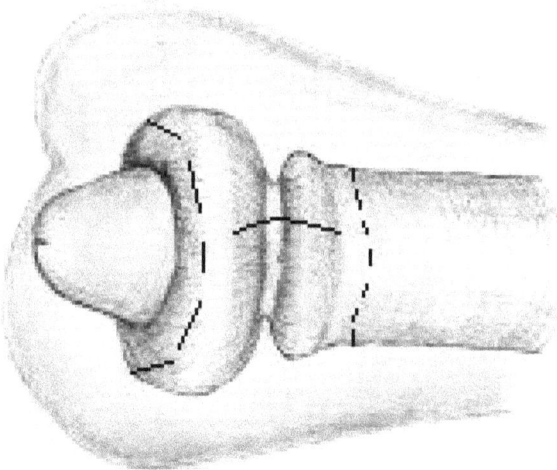

Figura 4.8. Diagrama de incisión dorsal (línea continua) y circuncisión (línea punteada).

Después de la corrección quirúrgica aplicar RHACE (reposo, hielo, analgésicos, compresión y elevación).

Complicaciones y efectos secundarios.

Si una parafimosis queda sin resolver durante un período prolongado, puede resultar en necrosis del glande, con consecuencias catastróficas (amputación parcial del pene).

Resultados.

Los funcionales son generalmente buenos. La estética puede variar en función de la técnica utilizada y, en general la mayoría de los pacientes requerirán circuncisión o plastia del prepucio.

Referencias.

1. Prepuce: phimosis, paraphimosis, and circumcision. Hayashi Y, Kojima Y, Mizuno K, Kohri K. ScientificWorldJournal. 2011 Feb 3; 11: 289-301.
2. Phimosis. European Association of Urology. The Paediatric Urology Guidelines. http://uroweb.org/wp-content/uploads/23-Paediatric-Urology_LR_full.pdf.   On 27/03/2016.
3. Treatment options for paraphimosis. Little B, White M. Int J Clin Pract. 2005 May; 59(5): 591-3.
4. Paraphimosis. BMJ Best practice. http://bestpractice.bmj.com/best-practice/monograph/765.html. On 27/03/2016.
5. Penile emergencies. Dubin J, Davis JE. Emerg Med Clin North Am. 2011 Aug; 29(3): 485-99.

4.3. Priapismo.

L García, S Salloum y J Clavijo.

Definición.
El priapismo es una condición relativamente poco común definida como una erección indeseada, patológica y persistente que dura más de 4 horas, que no está asociada con deseo sexual y en ausencia de estimulación sexual. El priapismo es una emergencia urológica y requiere una evaluación rápida y precisa, y generalmente requiere tratamiento de emergencia con el fin de ofrecer las mejores posibilidades de minimizar el riesgo de disfunción eréctil futura.

Etiología.
1. Idiopática.
2. Secundario:
    a) Infección.
    b) Trauma.
    c) Neurogénico.
    d) Trastornos de la coagulación.
    e) Medicaciones vaso-activas o pro-trombótica.
    f) Tratamiento de la disfunción eréctil con medicación intra cavernosa
    g) Tumores de vejiga o próstata.

Clasificación.
1. Isquémico, veno-oclusivo o de bajo flujo arterial: tiene el potencial de causar disfunción eréctil por daño del tejido cavernoso, consecutivo a la lesión isquémica, si dura más de 4 horas. También se producirá daño celular irreversible con fibrosis cavernosa e impotencia si el tratamiento se retrasa más de 24 horas.

2. No isquémico, arterial o de alto flujo: es una forma menos común de priapismo y es a menudo causado por una lesión traumática de la arteria cavernosa o una de sus ramas en el cuerpo cavernoso. Los casos de priapismo de alto flujo debido a laceración con aguja de la arteria cavernosa durante el tratamiento inyectable intra cavernoso son frecuentes.

3. Recurrente o intermitente: es un tipo bastante raro, que se caracteriza por la alternancia de ciclos de erección y detumescencia. Se ve a menudo en pacientes con anemia de células falciformes (drepanocitosis), pero también puede ser idiopático. En ocasiones, este tipo puede convertirse isquémico.

Diagnóstico.

Es clínico y debe diagnosticarse si es isquémico o arterial. La resolución del mismo ocurre cuando el pene se vuelve flácido y no doloroso, de forma espontánea o después del tratamiento. La recurrencia del priapismo ocurre cuando la resolución tiene una duración de al menos 24 horas. Figura 4.9.

Alto Flujo (Arterial)	Bajo Flujo (Isquémico)
No doloroso	Doloroso
Cuerpos cavernosos bien oxigenados	Cuerpos cavernosos isquémicos
Flujo arterial adecuado	Flujo arterial inadecuado
Erecciones blandas	Erección rígida
Puede ser sexualmente activo	Sexualmente inactivo y sin deseo
Evento iniciado por lesiones generalmente a horcajadas	No hay antecedentes de trauma
Anomalías de la coagulación y neoplasias hematológicas muy raras	Anomalías de la coagulación y neoplasias hematológicas posibles
Puede ser de naturaleza crónica en la presentación	Usualmente se presenta en emergencia en cuestión de horas
Bajo riesgo de disfunción eréctil permanente	Alto riesgo de disfunción eréctil permanente
Rara vez causado por medicación	Se asocia frecuentemente con el uso de drogas o inyecciones vaso activas en el pene
Gasometría cavernosa arterial	Gasometría cavernosa hipóxica
Considere la posibilidad de embolización electiva como tratamiento	Use medicamentos adrenérgicos
Tratamiento conservador apropiado (inicial)	Tratamiento conservador inadecuado

Figura 4.9. Criterios de diagnóstico etiológico.

Historia: duración del priapismo, dolor, trauma. Además, los pacientes con priapismo postraumático típicamente se presentan días después del evento, probablemente debido a la necrosis segmentaria de la arteria cavernosa traumatizada. Una vez abierta, se crea la fístula arterio-cavernosa.

Antecedentes personales: patología hematológica y trombótica como anemia de células falciformes y otras hemoglobinopatías, y diferentes formas de leucemia. Los tumores malignos pueden producir priapismo al obstruir el flujo venoso, los cánceres más comunes involucrados son carcinoma transicional de vejiga, adenocarcinoma de próstata, cáncer de recto-sigmoide y el carcinoma de células renales. Enfermedades neurológicas tales como lesiones de la médula espinal o estenosis espinal pueden causar priapismo.

CAPÍTULO 4. Emergencias de los genitales externos.

Historia medicamentosa: es extremadamente importante. Actualmente, el uso de sustancias vasodilatadoras intra-cavernosas inyectables para la disfunción eréctil como Papaverina, Prostaglandina E1 (Alprostadil o PGE1), Fentolamina y otras drogas vaso activas representa la causa más común de priapismo. En raras ocasiones, los inhibidores de la PDE5 (Avanafil, Sildenafil, Tadalafil y Vardenafil) pueden producirlo. También los medicamentos utilizados para tratar diferentes enfermedades como antihipertensivos, anticoagulantes (heparina), antidepresivos y antipsicóticos pueden asociarse con priapismo al igual que drogas como cocaína y heroína.

Examen: la evaluación de los genitales y el periné puede revelar signos de un traumatismo reciente que puede sugerir priapismo arterial. En los pacientes con priapismo, los cuerpos cavernosos son rígidos, mientras que el cuerpo esponjoso y el glande no lo son. La evaluación de los cuerpos cavernosos, que es totalmente rígida en el priapismo isquémico y semi-rígida en el priapismo arterial, puede ayudar a determinar el tipo de priapismo. El priapismo tricorpóreo (incluyendo cuerpo esponjoso) se ha descrito secundario a la drepanocitosis y los tumores primarios y metastásicos del pene. El examen abdominal y rectal puede descartar la presencia de otras enfermedades malignas.

Exámenes de sangre: hemograma completo. Crasis sanguínea.

Origen	PO2(mmHg)	PCO2(mmHg)	pH
Priapismo isquémico	<30	>60	<7.25
Priapismo arterial	>90	<40	7.40
Sangre cavernosa normal	40	50	7.35

Figura 4.10. Gasometría de cuerpos cavernosos (PO2, PCO2 y pH).

Imagen:

- Doppler peneano: es útil en el priapismo arterial para revelar las anomalías vasculares como fístulas o pseudo aneurismas. El Flujo sanguíneo cavernoso generalmente es normal o elevado. En el priapismo isquémico, la ecografía revelará flujo ausente o extremadamente bajo.

- Arteriografía cavernosa: es tanto un método de diagnóstico como terapéutico en pacientes con priapismo arterial. Demuestra el defecto vascular y permite su tratamiento mediante embolización selectiva o súper selectiva.

Tratamiento.
Médico.
Priapismo arterial: cuando la historia, examen y gasometría cavernosa sugieren un priapismo arterial, se necesita una arteriografía. Si el diagnóstico se confirma, se debe realizar una embolización selectiva o súper-selectiva, en ese momento, o en forma planificada. Un priapismo arterial confirmado no es una urgencia.

Priapismo isquémico: se recomienda un manejo por etapas iniciando con el tratamiento menos invasivo.

1. Tratamiento no quirúrgico.
a) En las primeras etapas de priapismo, menos de 4 horas desde el inicio, bolsa de hielo, esfuerzo físico o duchas frías pueden producir la detumescencia (estímulos adrenérgicos). Si hay crisis de células falciformes, tratarla (control del dolor, alcalinización y líquidos por vía intravenosa).

b) Analgesia + Terbutalina 5-10 mg v/o y esperar 15 min.

c) Dar otra dosis y esperar 15 minutos más.

d) Aspiración de sangre cavernosa: bloqueo peneano circunferencial con anestesia local (como se describe en el capítulo de parafimosis). Se aspira 20-40 mL de sangre con una aguja de mariposa 19-21 G. se continua aspirando hasta que se obtiene sangre de color rojo brillante (arterial). A continuación, irrigar los cuerpos cavernosos con solución salina normal para lavado de la sangre hipóxica. Espere 5 a 10 minutos, si no se produce la detumescencia, inyecte un agente-α-adrenérgico (Fenilefrina). Antes de la inyección, la Fenilefrina debe diluirse con solución salina normal a una concentración de 100 a 500 mcg/mL. El protocolo recomen-dado es realizar la inyección de 1 mL de esta solución cada 3 a 5 minutos durante 1 hora aproximadamente hasta que se produce la detumescencia completa (los efectos secundarios pueden ser rubor, dolor de cabeza, hipertensión, bradicardia refleja, taquicardia, sudoración y arritmia).

Después de la detumescencia aplicar RHACE (reposo, hielo, analgésicos, compresión, elevación). Considere el uso de Sildenafil y corticoides.

2. Tratamiento quirúrgico.
Biopsia y derivaciones caverno-esponjosas. Si las medidas anteriores no han demostrado eficacia, entonces se debe proceder a realizar los procedimientos quirúrgicos menos invasivos. Estos son la punción con trocar de 14G de los cuerpos cavernosos a través del glande (Winters), lo cual crea una comunicación caverno-esponjosa de drenaje. Figura 4.11. Si esto fuera

insuficiente, se debe realizar la derivación quirúrgica mediante la resección del extremo distal de la albugínea cavernosa (Al Ghorab). Figura 4.12.

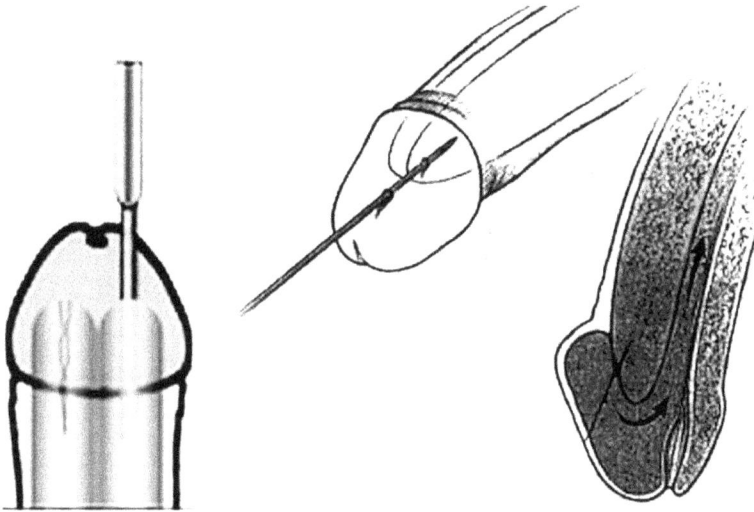

Figura 4.11. Procedimiento de Winters: derivación caverno-esponjosa trans-glande realizado con una aguja de calibre grueso (14 G).

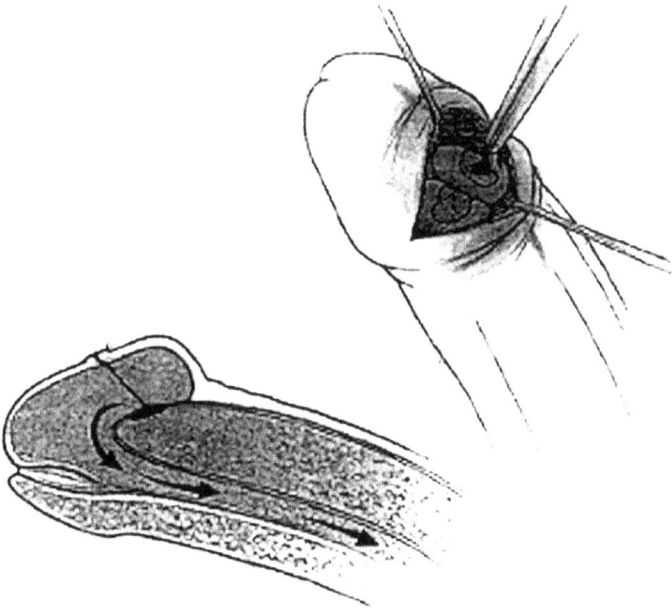

Figura 4.12. Operación de Al Ghorab, derivación caverno-esponjosa quirúrgica. Usualmente se realiza bajo anestesia general.

Después de la corrección quirúrgica aplicar RHACE (reposo, hielo, analgésicos, compresión, elevación). Considere el uso de Sildenafil y corticoides.

Si las medidas anteriores no han demostrado eficacia (inusual), entonces los procedimientos quirúrgicos mayores deben ser considerados, incluyendo: derivación de los cuerpos cavernosos a vena safena y la inserción de una prótesis de pene (por priapismo prolongado > 24 horas). La descripción de estos dos últimos procedimientos está más allá del objetivo de este libro.

Complicaciones y efectos secundarios.
La principal complicación es fibrosis cavernosa y posterior falla eréctil de órgano. Al igual que con muchas emergencias, la expresión "el tiempo es tejido" es válida para el priapismo.

Resultados.
Los resultados son inversamente proporcional a la duración del priapismo. Si no se resuelve en 24 horas, la potencia residual será inferior al 20%.

Referencias.
1. Acute management of priapism in men. Tay YK, Spernat D, Rzetelski-West K, Appu S, Love C. BJU Int. 2012 Apr; 109 Suppl 3: 15-21.
2. Standard operating procedures for priapism. Burnett AL, Sharlip ID. J Sex Med. 2013 Jan; 10(1): 180-94.
3. European Association of Urology guidelines on priapism. Salonia A, Eardley I, Giuliano F, Hatzichristou D, Moncada I, Vardi Y, Wespes E, Hatzimouratidis K; European Association of Urology. Eur Urol. 2014 Feb; 65(2): 480-9.
4. Unsatisfactory outcomes of prolonged ischemic priapism without early surgical shunts: our clinical experience and a review of the literature. Zheng DC, Yao HJ, Zhang K, Xu MX, Chen Q, Chen YB, Cai ZK, Lu MJ, Wang Z. Asian J Androl. 2013 Jan; 15(1): 75-8.
5. Guideline on the Management of Priapism. American Urological Association. http://www.auanet.org/common/pdf/education/clinical-guidance/Priapism.pdf. On 21/03/2016.
6. A pathophysiology-based approach to the management of early priapism. Kovac JR, Mak SK, Garcia MM, Lue TF. Asian J Androl. 2013 Jan; 15(1): 20-6.

CAPÍTULO 5. Trauma urogenital.

5.1. Traumatismo renal y ureteral.

L García, R Langenhin, J Clavijo y P Rimington.

1. Trauma renal.

Definición.
Lesión renal producida por diferentes mecanismos que incluyen trauma cerrado y penetrante e intervenciones iatrogénicas.

Etiología.
Vamos a dejar esto en claro: Ud. no ve esto todos los días. Es el 3% de todos los traumas. La gran mayoría son cerrados. Las lesiones penetrantes incluyen heridas de bala y de arma blanca.

Clasificación.

Tabla 5.1.1. Escala de clasificación de lesión renal de la American Association for the Surgery of Trauma (AAST)	
Grado	Descripción
I	Contusión o hematoma subcapsular no expansivo, sin laceración.
II	Hematoma perirrenal no expansivo, laceración cortical de < 1 cm de profundidad, sin extravasación.
III	Laceración > 1 cm de profundidad, sin extravasación de orina.
IV	Laceración: a través de la union corticomedular y llegando hasta el interior del sistema collector o vascular: lesion segmentaria de una arteria o vena renal con hematoma contenido.
V	Laceración: estallido renal o vascular, lesion o avulsion del pedículo renal.

Avanzar un grado para lesiones bilaterales hasta grado III. Fig. 5.1.

Diagnóstico.
Una alta sospecha es la clave para el diagnóstico. Un trauma no detectado puede ser fatal. Conceptualmente todo politraumatizado puede tener potencialmente una lesión renal.

Historia: mecanismo, naturaleza y momento de la lesión. Hematuria. Dolor. Historia médica y antecedentes quirúrgicos. Condiciones urológicas. Historia medicamentosa: anticoagulantes, otros medicamentos y drogas.

Examen físico: presión arterial, pulso, palidez, golpes, equimosis o lesiones de piel? Examen completo en busca de heridas penetrantes. Lesiones cutáneas incluyendo equimosis y excoriaciones. Fracturas. Defensa peritoneal o masa abdominal. Hematuria.

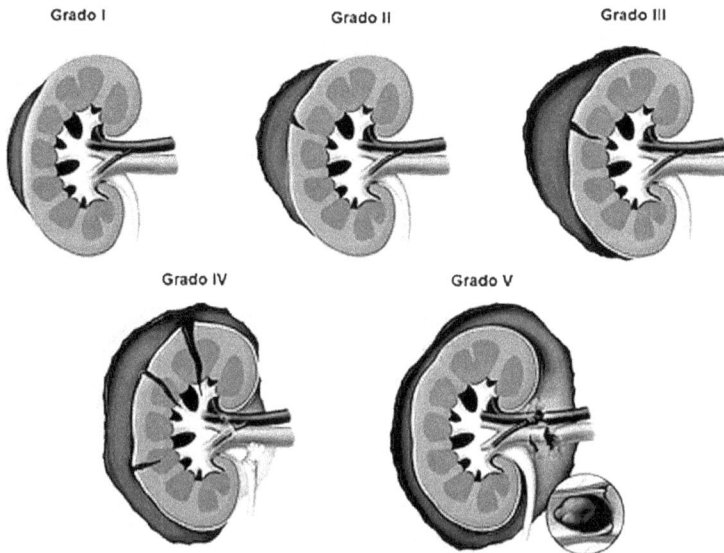

Fig. 5.1. Diagrama de lesiones y su clasificación en grados.

Investigaciones:
Sangre: hemograma, función renal, crasis.

Imagen: TC (es la imagenología por excelencia) para pacientes estables. Indicaciones para la evaluación radiológica:
1. Trauma abdominal cerrado con hematuria visible, shock.
2. Lesión con desaceleración rápida y/o lesiones asociadas significativas.
3. Cualquier grado de hematuria luego de lesión abdominal o torácica inferior, o trayectoria de arma sugestiva de lesión renal penetrante.

Busque: laceraciones parenquimatosas y extravasación urinaria, infartos del parénquima segmentario, tamaño y localización del hematoma retroperitoneal y lesiones abdominales asociadas. Fracturas óseas incluyendo vertebral (apófisis transversas). Fig. 5.2.

Otros: orina. La hematuria no es el único factor de decisión del manejo.

Tratamiento.

Evaluación y manejo de ATLS® o protocolo de reanimación local. El 80% de las lesiones renales están asociadas con trauma de hígado en el lado derecho y con trauma del bazo a la izquierda.

El control hemodinámico y la preservación renal son los objetivos del manejo. La tolerancia para el tratamiento médico (no quirúrgico) ha aumentado, incluso en los riñones más gravemente heridos, para tratar de preservar la función renal residual. La mayoría de las contusiones renales mejoran con el reposo en cama, especialmente si la lesión es de grado I-III. La fosa retroperitoneal cerrada facilita el taponamiento del sangrado de laceraciones renales. Si el sangrado continúa, en lesiones grado III-IV, debe ser considerado el uso de arteriografía con embolización arterial selectiva (y drenaje percutáneo de urinoma significativo o infectado, si está presente). Fig. 5.3.

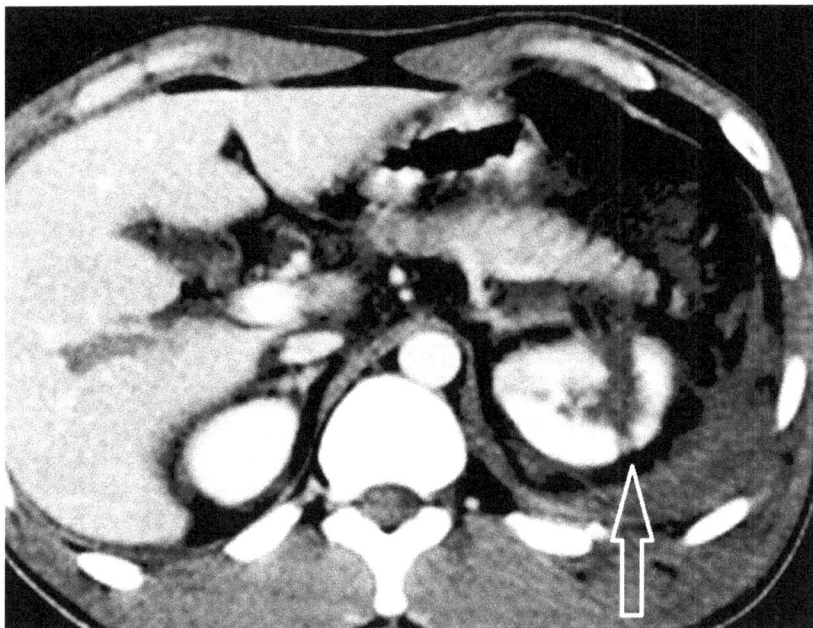

Fig. 5.2. TAC muestra lesión grado 4.

Se necesita una laparotomía exploratoria en pacientes con inestabilidad hemodinámica. En general, la inestabilidad hemodinámica responde a lesiones asociadas.

Los pacientes que requieren exploración quirúrgica inmediata (sin tiempo para una TAC), deben ser sometidos a una urografía intravenosa (UIV) de placa única en la mesa de operaciones, antes de cualquier exploración renal (2ml/kg de contraste y no antes de 10-15 min para tomar imágenes). El propósito es determinar la presencia de 2 unidades renales funcionantes, la presencia y extensión de cualquier extravasación urinaria, y, en las lesiones penetrantes, el curso probable del misil u hoja. Los hematomas retroperitoneales durante la laparotomía pueden indicar la presencia de laceración renal al igual que la evidencia directa de un traumatismo penetrante. Siempre obtenga control temprano vascular proximal. La nefrectomía debe reservarse para las lesiones con riesgo de vida.

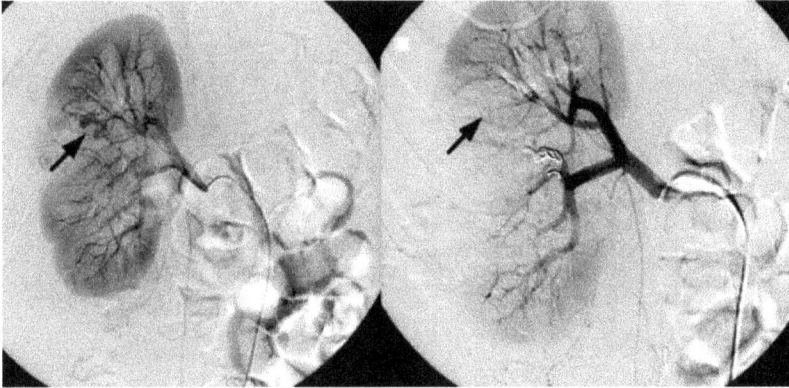

Fig. 5.3. Arteriografía con embolización selectiva de rama de la arteria renal derecha[3].

Trauma cerrado.

5% requiere cirugía urgente. Fig. 5.4.

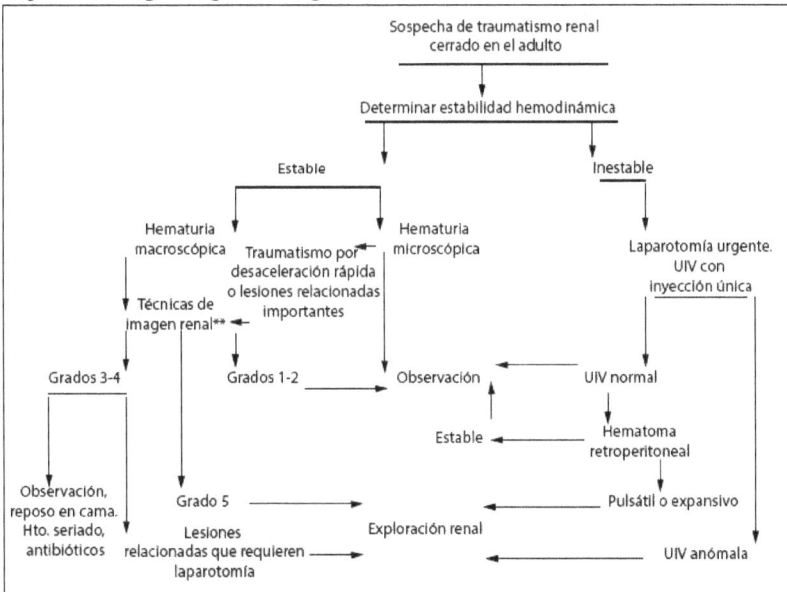

Fig. 5.4. Manejo de un traumatismo cerrado.

---

[3] Cortesía de Dr. A. Fahmy.

Traumatismo penetrante.

50% requiere cirugía urgente. Siempre se debe considerar refuerzo contra el tétanos. Fig. 5.5.

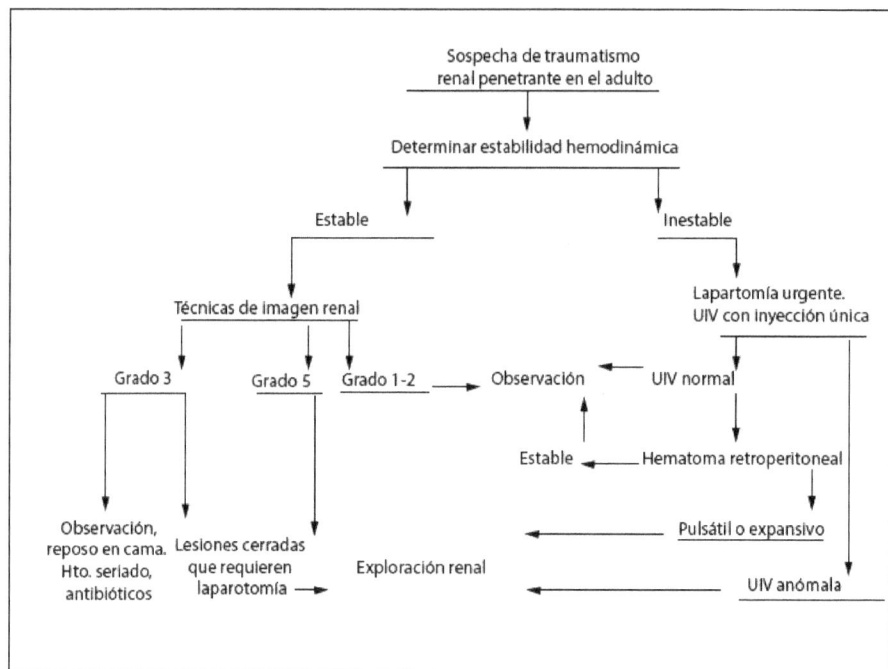

Fig. 5.5. Manejo de trauma penetrante.

Complicaciones y efectos secundarios.

Hemorragia aguda, infección, fístula arterio-venosa, pseudo-aneurismas, urinoma, hemorragia tardía, fístula urinaria, absceso, e hipertensión tardía.

Resultados.

El seguimiento debe incluir imágenes y la detección de hipertensión reno-vascular, así como la evaluación de la función renal.

2. Trauma ureteral.

Definición.

Lesión ureteral producida por diferentes mecanismos que incluyen trauma cerrado, penetrante e intervenciones iatrogénicas.

Etiología.

75% son iatrogénicas, 20% romas y 5% penetrantes. 75% en el uréter distal.

Mecanismos: acodamiento, compresión, electro coagulación, perforación, ligadura, sección total o parcial, escisión, avulsión. Las intervenciones iatrogénicas incluyen urológicas, ginecológicas, obstétricas, colo-rectales y operaciones vasculares. Fig. 5.6.

Clasificación.

Tabla 5.1.2. Escala de clasificación de Lesiones del Uréter. American Association for the Surgery of Trauma (AAST)	
Grado	Descripción de la lesión
1	Solo hematoma.
2	Laceración < 50% de la circunferencia.
3	Laceración > 50% de la circunferencia.
4	Desinserción < 2 cm de devascularización.
5	Desinserción > 2 cm de devascularización.

Diagnóstico.
Una alta sospecha es la clave para el diagnóstico. El 90% de las lesiones por traumatismos externos se reconocen en las primeras 24 horas, mientras que esto se reduce a 50% para las lesiones quirúrgicas (iatrogenia).

Historia: hematuria (50%-75% de los casos), dolor lumbar, disfunción renal, infección, peritonitis urinosa. Descartar lesiones asociadas en el abdomen y la pelvis. Antecedentes personales: operaciones recientes. Historia medicamentosa: anticoagulantes.

Examen físico: es inespecífico. Descartar lesiones asociadas en el abdomen y la pelvis, íleo, peritonitis urinaria, urinoma.

Investigaciones:
Sangre: creatinina del suero y drenajes (si están presentes). Hemograma.

Imagen: TAC o UDE que muestra una obstrucción o extravasación en el lugar del insulto. Fig. 5.7. Uretero-pielograma retrógrado si se sospecha una lesión intra-operatoria.

Otros: análisis de orina, cultivo de orina.

Tratamiento.

La exploración quirúrgica del retroperitoneo con la visualización del uréter es el mejor método para diagnosticar la lesión ureteral. Casi el 90% de las lesiones se puede detectar de esta manera.

Diagnóstico intra-operatorio: una anastomosis termino-terminal espatulada sobre stent doble J sin tensión es generalmente posible. Descartar lesiones asociadas en el abdomen y la pelvis.

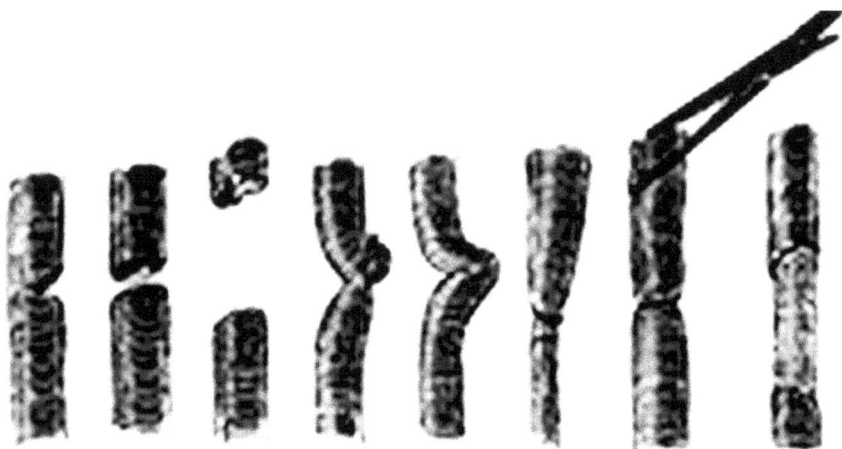

Fig. 5.6. Lesiones de uréter.

Diagnóstico postoperatorio: si se encuentra dentro de la primera semana del insulto realizar una reparación temprana y cubrir con antibióticos. Si es más tardía (retraso en el diagnóstico postoperatorio) es mejor esperar 8-12 semanas, con cobertura antibiótica y posterior reparación. Las condiciones sub-agudas de los tejidos (fragilidad y adherencias) facilitan la pérdida de longitud del uréter.

• Uréter distal: reimplante del uréter. La movilización de la vejiga (vejiga psoica) con o sin un colgajo tubular (colgajo de Boari) puede ser necesaria para una anastomosis libre de tensión sobre un stent doble J.

• Uréter proximal: anastomosis espatulada termino-terminal o anastomosis pielo-ureteral libre de tensión sobre un stent doble J.

• El daño extenso puede requerir uréter ileal o autotrasplante.

Complicaciones y efectos secundarios.

Se presentan en el 25% de los pacientes después de la reparación. Incluyen: extravasación, infección, urinoma, absceso, estenosis, fístula y la pérdida de la unidad renal.

Resultados.

Dependerá de la naturaleza y extensión de la lesión y la respuesta al procedimiento correctivo.

CAPÍTULO 5. Trauma urogenital.

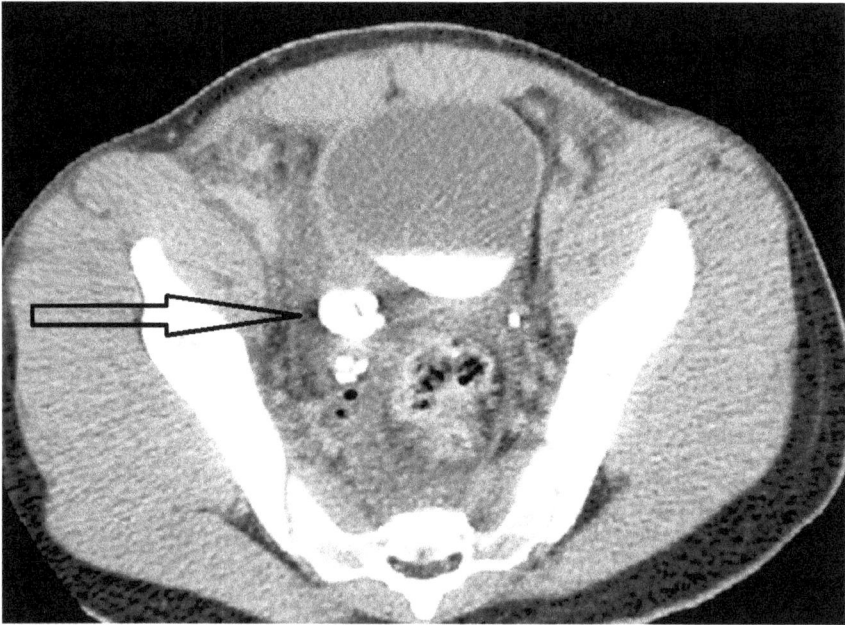

Fig. 5.7. Lesión distal del uréter derecho.

Referencias.

1. Imaging of renal trauma: a comprehensive review. Kawashima A, Sandler CM, Corl FM, West OC, Tamm EP, Fishman EK, Goldman SM. Radiographics. 2001. May-Jun; 21(3): 557-74.
2. A review of ureteral injuries after external trauma. Pereira BM, Ogilvie MP, Gomez-Rodriguez JC, Ryan ML, Peña D, Marttos AC, Pizano LR, McKenney MG. Scand J Trauma Resusc Emerg Med. 2010 Feb 3;18:6.
3. Ureteral injuries: external and iatrogenic. Elliott SP, McAninch JW. Urol Clin North Am. 2006 Feb; 33(1): 55-66.
4. Injury Scoring Scales. The American Association for the Surgery of Trauma. http://www.aast.org/asset.axd?id=56ef079d-229c-45f2-9b18-c3825e450e65&t=633867256925730000. On 27/03/2016.
5. Urological Trauma. European Association of Urology Guidelines. http://uroweb.org/guideline/urological-trauma/. On 27/03/2016.
6. Selective management of Isolated and Non Isolated Grade IV Renal Injuries. Buckley, J; McAninch, J. JUrol, Issue 6, 2498-2502, Dec 2006.
7. Urotrauma. American Urological Association. http://www.auanet.org/common/pdf/education/clinical-guidance/Urotrauma.pdf. On 21/03/2016.
8. The conservative management of renal trauma: a literature review and practical clinical guideline from Australia and New Zealand. McCombie SP, Thyer I, Corcoran NM, Rowling C, Dyer J, Le Roux A, Kuan M, Wallace DM, Hayne D. BJU Int. 2014 Nov; 114 Suppl 1: 13-21.

5.2. Trauma pélvico.

S Salloum y O Clark.

1. Traumatismos de vejiga.

Definición.
Lesiones de la vejiga como resultado de varios mecanismos traumáticos.

Etiología.
Frecuencia: 85% de los pacientes con lesiones de vejiga que son causadas por un traumatismo cerrado tienen asociadas fracturas de pelvis, la mitad son fracturas del arco anterior de la pelvis (pubis).

Un tercio de los pacientes con fracturas pélvicas tienen lesiones vesicales y un tercio de estas serán graves. La mayoría de los pacientes con fracturas pélvicas tienen lesiones en múltiples sistemas con una mortalidad de un tercio.

La distensión de la vejiga determina la lesión que pueda tener. Una vejiga distendida se puede romper por una presión leve; sin embargo, una vejiga vacía raramente se lesiona. La ruptura puede ser intraperitoneal (peritonitis) o subperitoneal.

Los accidentes de tránsito son la causa de un traumatismo de vejiga en más del 90% de los casos, siendo el resto mayormente iatrogénicas. Las lesiones iatrogénicas suceden durante cirugía obstétrica, ginecológica, urológica y colo-rectal. La mayoría se puede diagnosticar de forma intraoperatoria y/o con cistoscopia y manejarse con cierre y drenaje adecuados. En los pacientes con trauma de la vejiga debido a lesión por arma de fuego, la incidencia de lesiones intestinales asociadas es del 83%. Las lesiones de colon se presentan en el 33% de los pacientes con heridas de arma blanca y las lesiones vasculares están presentes en el 82% de los pacientes con un traumatismo penetrante (con una tasa de mortalidad del 63%).

Clasificación.
Grados de AAST según tabla 5.2.

Tabla 5.2.1. Escala de lesión vesical	
Grado	* Descripción
1	Hematoma. Contusión, hematoma intramural, laceración de espesor parcial.
2	Laceración. Extra peritoneal < 2 cm.
3	Laceración. Extra Peritoneal (> 2 cm) o intraperitoneal (< 2 cm).
4	Laceración. Intraperitoneal de la pared de la vejiga > 2 cm.
5	Laceración. Intraperitoneal o extra peritoneal que se extiende hacia el cuello de la vejiga u orificio ureteral (trígono).
* Avanzar un grado para lesiones múltiples hasta grado 3.	

Diagnóstico.
Historia clínica: tríada de síntomas
1. Hematuria, normalmente visible.
2. Dolor en el hipogastrio.
3. Disuria, dificultad para orinar o RAO. La capacidad de orinar no excluye lesión de la vejiga o su perforación.

Antecedentes del paciente: síntomas urinarios bajos (STUI), vejiga llena durante el impacto, operaciones anteriores. Historia medicamentosa: anticoagulación.

Examen físico: vejiga palpable? Hematuria. Distensión. Defensa o dolor de rebote. Ausencia de ruidos intestinales. Hemorragia subcutánea.

Investigaciones:
Sangre: hemograma.

Imagen:
TAC con cistografía retrógrada. Es diagnóstica y no desperdicia tiempo. Una uretrocistografía retrograda de buena calidad era el viejo método de diagnóstico de las lesiones de la vejiga, pero todavía es la modalidad de elección si se sospechan lesiones uretra-les asociadas. La TC también evaluará las lesiones asociadas en el abdomen y la pelvis. Fig. 5.8. A y B.

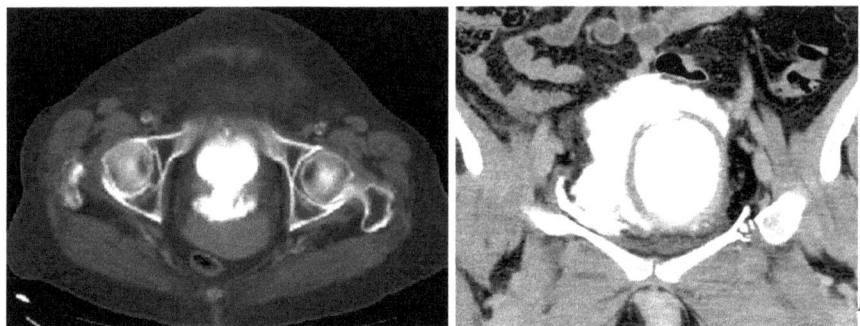

Fig. 5.8. A y B. Imágenes de TAC de perforación de la vejiga.

Otros:
Orina: hematuria microscópica o visible.

Tratamiento.
Médico.
Estabilizar termodinámicamente. Protocolo estándar de trauma. Los Grados I y II se pueden manejar con sonda uretral y uretrografía retrógrada diferida. Mantenga al paciente sondado por lo menos por una semana antes de la cistografía.

Quirúrgico.
Los Grados III y IV necesitan laparotomía con cierre de la vejiga y drenaje. El Grado V necesita de reconstrucción abierta y drenaje.

Siempre evaluar y manejar las lesiones asociadas. Debride tejidos no viables. Haga un cierre hermético (compruébelo llenando la vejiga a través del catéter uretral). Deje la sonda durante al menos una semana antes de la cistografía. Usar antibióticos adecuados, particularmente en las lesiones penetrantes y mientras hallan tubos de drenaje y catéter.

Complicaciones y efectos secundarios.
Estarán relacionadas con el grado de lesión, pero principalmente a las lesiones asociadas, en particular las vasculares. También pueden incluir extravasación urinaria, fístulas, dehiscencia de la herida, hematuria e infección pélvica.

Resultados.
Si se manejan con prontitud, las lesiones vesicales per se no son potencialmente mortales. Después de la recuperación, la función del cuello de

---

[4] Gentileza Dr. M Runyon.

la vejiga y del detrusor pueden verse afectadas y puede ser necesario evaluarlas a través de la urodinamia.

2. Trauma de uretra posterior.

Definición.
Lesión en la uretra por varios mecanismos. Describimos aquí las lesiones uretrales posteriores (pélvicas). Las lesiones uretrales anteriores se describen en trauma de genitales externos.

Etiología.
Frecuencia: mayormente iatrogénica por el intento de cateterismo uretral.

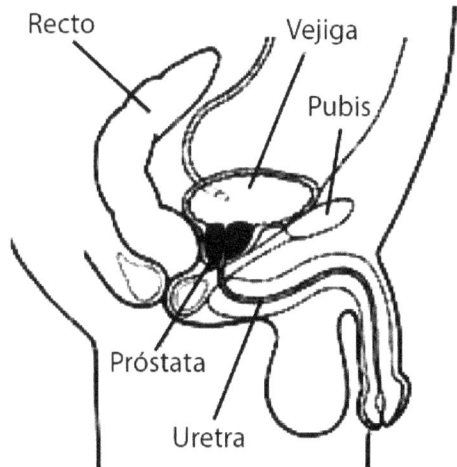

Fig. 5.9. Diagrama de uretra posterior.

Durante una lesión de alto impacto, la uretra membranosa se desgarra por debajo de los músculos y la fascia del piso pélvico. Fig. 5.9. Las fracturas inestables de la pelvis y delas ramas isquio-pubianas bilaterales ("horcajadas"), y las diastasis de la sínfisis púbica y de la articulaciones sacro ilíacas tienen alta probabilidad de asociarse a daño de la uretra posterior.

La uretra posterior también se puede lesionar durante la cirugía endoscópica (RTU).

Clasificación.
La clasificación de las lesiones cerradas uretrales según la AAST se ve en la tabla 5.2.2..

Tabla 5.2.2. Clasificación de las lesiones cerradas uretrales anteriores y posteriores		
Grupo	Descripción	
1	Contusión	Sangre en el meato uretral, pero uretrografía normal.
2	Elongación	Estiramiento de la uretra sin extravasación en la uretrografía.
3	Rotura parcial	Extravasación del medio de contraste en el lugar de la lesión. El contraste se visualiza en la vejiga.
4	Rotura completa	Extravasación del medio de contraste en el lugar de la lesión. No se visualiza contraste en la vejiga < 2 cm de separación uretras.
5	Rotura completa	Transección completa, con separación uretral > 2 cm o extensión hacia la próstata o vagina.

Diagnóstico.
Historia: sangrado uretral. Retención de orina. Disuria. Antecedentes del paciente: patología uretral anterior, enfermedades de transmisión sexual.

Examen físico: sangrado uretral rojo. Retención urinaria (vejiga palpable). Próstata elevada en el examen rectal. Evaluar las lesiones asociadas.

Investigaciones:
Sangre: hemograma.

Imagenología:
1. Uretrografía retrógrada. Fig. 5.10.

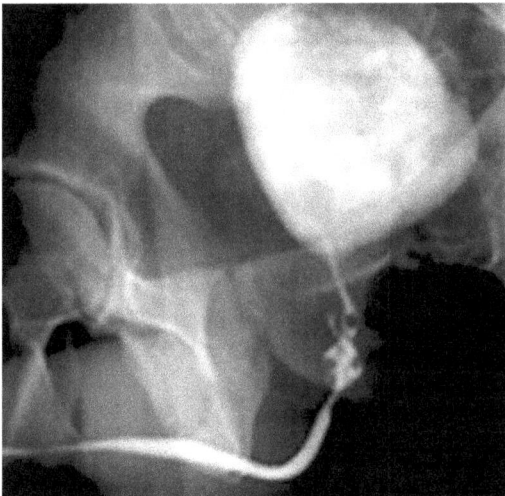

Fig. 5.10. Lesión de uretra posterior.

2. TAC para evaluar lesiones asociadas.

Otros: orina para hematuria.

Tratamiento.
Médico.
Estabilizar termodinámicamente. Protocolo estándar de trauma. El manejo clínico es según el grado de la lesión:
• Grado I no requiere tratamiento.
• Grados II y III pueden ser manejados de forma conservadora con cistostomía supra púbica o cateterización uretral.

Quirúrgico.
Tratar de forma electiva en lo posible, drenar la vejiga inicialmente a través de catéter supra púbico colocado de manera percutánea o abierta.

Los grados IV y V requerirán tratamiento abierto o endoscópico, primario o electivo. El Grado V con extensión prostática o vaginal requiere una reparación abierta primaria. Lesiones totales con gran desplazamiento: considerar reducción de fracturas con fijadores externos dentro de las 24 horas.

Complicaciones y efectos secundarios.
Las estenosis uretrales complejas y recurrentes, disfunción sexual, infertilidad e incontinencia son Las complicaciones tardías típicas y requerirán manejo individualizado de manera electiva.

Resultados.
Dependerá principalmente de las lesiones asociadas en agudo y de la respuesta al manejo electivo de complicaciones tardías.

Algoritmos de manejo para las lesiones de uretra posterior en las lesiones uretrales masculinas (Fig. 5.11) y en la mujer (Fig. 5.12):

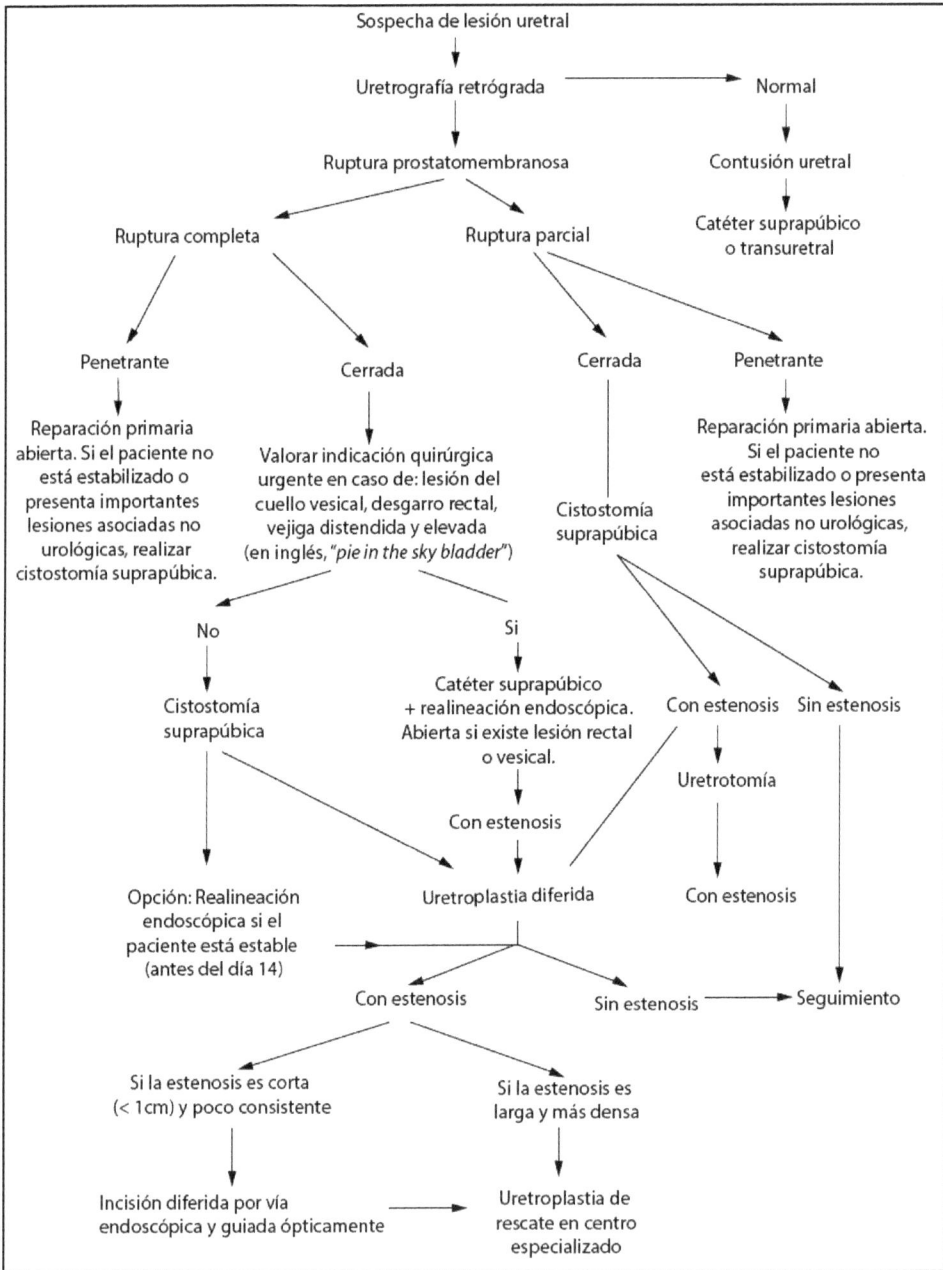

Fig. 5.11. Manejo de lesiones uretrales posteriores masculinas.

CAPÍTULO 5. Trauma urogenital.

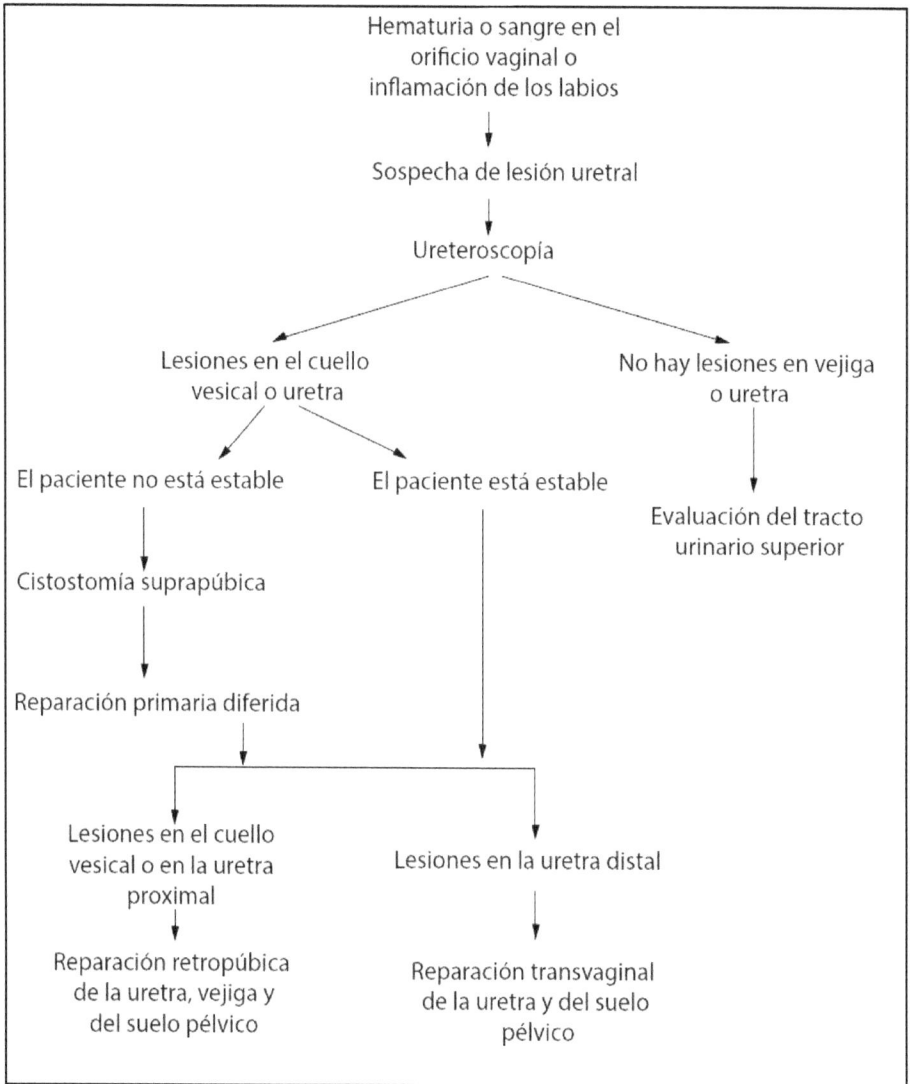

Hematuria o sangre en el orificio vaginal o inflamación de los labios
↓
Sospecha de lesión uretral
↓
Ureteroscopía

Lesiones en el cuello vesical o uretra

No hay lesiones en vejiga o uretra

El paciente no está estable

El paciente está estable

Evaluación del tracto urinario superior

Cistostomía suprapúbica
↓
Reparación primaria diferida

Lesiones en el cuello vesical o en la uretra proximal
↓
Reparación retropúbica de la uretra, vejiga y del suelo pélvico

Lesiones en la uretra distal
↓
Reparación transvaginal de la uretra y del suelo pélvico

Fig. 5.12. Algoritmo de trauma de uretra femenina.

Referencias.

1. Current epidemiology of genitourinary trauma. McGeady JB, Breyer BN. Urol Clin North Am. 2013 Aug; 40(3): 323-34.
2. Injury Scoring Scales. The American Association for the Surgery of Trauma. http://www.aast.org/asset.axd?id=56ef079d-229c-45f2-9b18-c3825e450e65&t=633867256925730000. On 27/03/2016.
3. Urological Trauma. European Association of Urology Guidelines. http://uroweb.org/guideline/urological-trauma/. On 27/03/2016.
4. Urotrauma. American Urological Association. http://www.auanet.org/common/pdf/education/clinical-guidance/Urotrauma.pdf. On 21/03/2016.

5. Clinical review: initial management of blunt pelvic trauma patients with haemodynamic instability. Geeraerts T, Chhor V, Cheisson G, Martin L, Bessoud B, Ozanne A, Duranteau J. Crit Care. 2007; 11(1): 204.

6. Biomechanics of road traffic collision injuries: a clinician's perspective. Eid HO, Abu-Zidan FM. Singapore Med J. 2007 Jul; 48(7): 693-700.

5.3. Trauma de genitales externos.

R De Los Santos, S Salloum y P Verma.

Definición.
Lesión peneana o testicular producida por diferentes mecanismos que incluyen trauma cerrado y penetrante e intervenciones iatrogénicas.

Etiología.
Puede ser cerrado, penetrante, avulsivo (incluida la mutilación) y también por deshollejado (extracción de la piel por su corte y eversión) del escroto o el pene (degloving). Frecuencia: 40 a 50% de trauma no iatrogénico. Sobre todo en los varones jóvenes. El 80% romo. Deportes de contacto.

Clasificación.
1. Pene: fractura de pene (durante el coito), lesiones por atrapamiento de piel genital en cremallera de cierre de ropa (usualmente en niños).
2. Uretrales: lesiones uretrales anteriores.
3. Escrotal: lesiones testiculares y del cordón.

1. Fractura de pene y otros traumas peneanos.

El pene es raramente lesionado en el estado flácido. Un empuje violento durante la erección contra una superficie rígida puede conducir a la fractura de pene. Esta condición es esencialmente un desgarro de la túnica del cuerpo cavernoso.

Tabla 5.3.1. Clasificación American Association for the Surgery of Trauma (AAST)	
Grado	Descripción
1	Laceración cutánea/contusión.
2	Laceración de la fascia de Buck (cuerpo cavernoso) sin pérdida de tejido.
3	Avulsión/laceración cutánea por defecto en glande/meato/ cuerpo cavernoso o uretra < 2 cm.
4	Defecto en el cuerpo cavernoso o en la uretra > 2 cm/ penectomía parcial.
5	Penectomía total.

Fig. 5.13. Clasificación de lesiones peneanas.

125

Diagnóstico.
Historia: un sonido de chasquido ("pop") puede ser escuchado, formación de hematoma temprana (signo de berenjena), equimosis en mariposa perineal, puede también haber sangrado uretral por lesión asociada. Dolor de diferentes grados. Pregunte por la naturaleza y el mecanismo de trauma. Antecedentes personales: prácticas sexuales, alteraciones genitales. Medicación: anticoagulación, Aspirina.

Examen físico: extravasación típica de sangre en los tejidos subcutáneos del pene (hematoma), angulación y dolor al examen. Realizar examen bajo anestesia para la evaluación completa del trauma. Algunas veces se puede observar del lado contrario a la lesión un triángulo sin hematoma o equimosis. Fig. 5.14.

Investigaciones:
Sangre: hemograma, coagulación.

Imagen: normalmente no es necesario, ya que es una urgencia, donde se debe reparar la albugínea del cuerpo cavernoso Una ecografía de pene puede mostrar desgarro de la túnica del cuerpo cavernoso. Una uretrografía retrógrada debe realizarse si se sospecha una lesión uretral. Un cavernosograma es posible en caso de duda.

Otros: cistoscopia para evaluar uretra (si hay dudas).

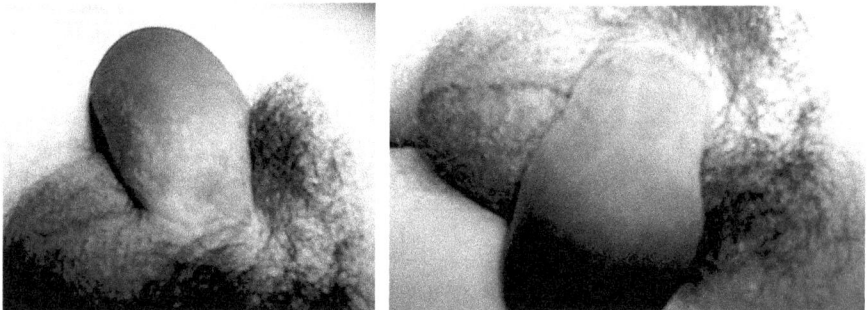

Fig. 5.14. Fractura de pene.

Tratamiento.
Médico.
La estabilización del paciente traumatizado tiene prioridad y puede retrasar el cuidado de lesiones de pene. Haga los vendajes adecuados, cultivos de herida apropiadas. La profilaxis antitetánica se indica en el ínterin. En mordeduras de animales considerar el tratamiento de la rabia. En mordeduras humanas el riesgo de transmisión viral es bajo. Aun así considerar el tratamiento profiláctico de la hepatitis B y la profilaxis post-exposición al VIH.

126

Un hematoma subcutáneo, sin rotura de la albugínea cavernosa (sin detumescencia inmediata del pene erecto) e integridad de la piel, se puede manejar con RHACE (reposo, hielo, analgésicos, compresión y elevación). Lesiones por cierres de ropa de cremallera pueden ser tratadas mediante la reducción de la cremallera, siempre bajo anestesia adecuada.

Quirúrgico.
Apunta a prevenir la disfunción eréctil, mantener la longitud del pene, y permitir micción normal (de pie). Fractura de pene: intervención quirúrgica inmediata con el cierre de la túnica albugínea. Fig. 5.15 A y B.

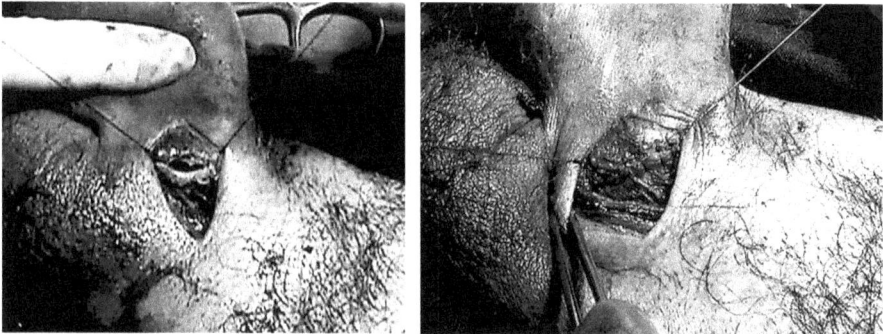

Fig. 5.15 A y B. Reparación del desgarro del cuerpo cavernoso.

Traumatismo penetrante del pene: se recomienda exploración quirúrgica y debridamiento conservador del tejido necrótico con cierre primario en la mayoría de los casos.

En la amputación considere reimplante (si es posible) por un equipo de expertos. Limpiar el órgano con solución salina, envolverlo en hisopo húmedo y colocarlo en una bolsa de plástico estéril. A continuación, coloque esta bolsa dentro de otra que contenga hielo o de preferencia, suero congelado. Esto prolonga la supervivencia del tejido.

Utilice siempre una cobertura antibiótica completa. Tratar las lesiones asociadas en el abdomen, la pelvis y el periné. En el postoperatorio, las benzodiacepinas, Estilbestrol, bloqueadores de LHRH o Ketoconazol se pueden utilizar para reducir la incidencia de erecciones durante la recuperación.

Complicaciones y efectos secundarios.
Hematoma, infección, fístula uretral, disfunción sexual.

Resultados.

La estética y la capacidad eréctil cavernosa dependerá de la extensión de las lesiones y la respuesta a la reparación.

2. Lesiones de uretra anterior.

Etiología.
Traumatismo directo en el periné (lesiones a horcajadas), muchas tienen una manifestación tardía, como una estenosis uretral. El trauma penetrante externo a la uretra es poco frecuente, pero las lesiones iatrogénicas son comunes. La mayoría están relacionadas a los cateterismos uretrales difíciles y procedimientos trans-uretrales.

Clasificación.

Grupo		Descripción
1	Contusión	Sangre en el meato uretral, pero uretrografía normal.
2	Elongación	Estiramiento de la uretra sin extravasación en la uretrografía.
3	Rotura parcial	Extravasación del medio de contraste en el lugar de la lesión. El contraste se visualiza en la vejiga.
4	Rotura completa	Extravasación del medio de contraste en el lugar de la lesión. No se visualiza contraste en la vejiga < 2 cm de separación uretras.
5	Rotura completa	Transección completa, con separación uretral > 2 cm o extensión hacia la próstata o vagina.

Fig. 5.16. Lesiones de uretra anterior. Asociación Americana de Cirugía de Trauma (AAST).

Diagnóstico.
Historia: puede haber sangrado uretral (uretrorragia). Dolor de diferentes grados. Dificultad en la micción. Hematoma. Compruebe la naturaleza y el mecanismo de trauma. ¿Hay lesiones en el pene o el escroto? Antecedentes personales: condiciones urológicas anteriores.

Examen físico: realizar examen bajo anestesia para la evaluación completa del trauma.

Investigaciones:
Sangre: hemograma, coagulación.

Imagen: Una uretrografía retrógrada debe ser realizada. Busque localización y extensión del defecto(s) de la uretra y urinoma.

Otros: cistoscopia para evaluar uretra.

Tratamiento.
Médico.
La estabilización del paciente traumatizado tiene prioridad y puede retrasar el cuidado de lesiones de uretra anterior.

Quirúrgico.
Las lesiones cerradas parciales se pueden manejar con una cistostomía (catéter suprapúbico). El mismo tratamiento se aplica a las lesiones uretrales femeninas que se asocian generalmente con lesiones vaginales. Fig. 5.18.

Las lesiones penetrantes uretrales anteriores se deben explorar. Los defectos de más de 1,5 cm de la uretra peneana deben ser reparados de forma electiva con reconstrucción. En agudo debridar y reparar sobre un catéter. Utilice siempre una cobertura antibiótica completa. Tratar las lesiones asociadas en el abdomen, la pelvis y el periné. Fig. 5.17.

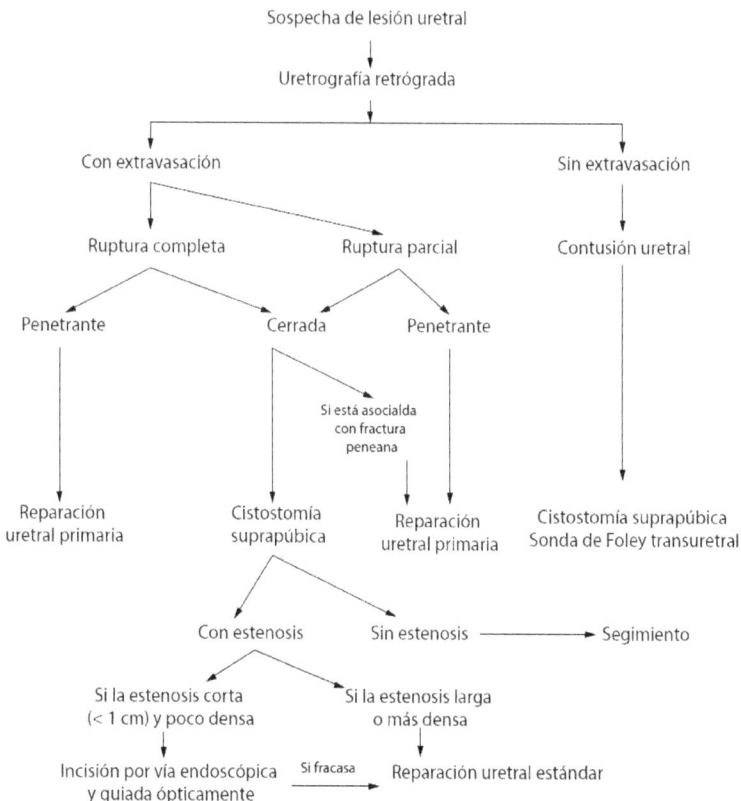

```
                        Sospecha de lesión uretral
                                   │
                        Uretrografía retrógrada
                                   │
           ┌───────────────────────┴───────────────────────┐
     Con extravasación                                Sin extravasación
           │                                                │
     ┌─────┴─────────┐                               Contusión uretral
Ruptura completa   Ruptura parcial                         │
  ┌──────┴────┐    ┌─────┴──────┐                          │
Penetrante  Cerrada          Penetrante                    │
   │          │                 │                          │
   │       Si está asocialda                               │
   │       con fractura                                    │
   │       peneana                                         │
   │          │                 │                          │
Reparación  Cistostomía    Reparación     Cistostomía suprapúbica
uretral     suprapúbica    uretral        Sonda de Foley transuretral
primaria       │           primaria
            ┌──┴─────┐
     Con estenosis  Sin estenosis ──────────► Segimiento
        ┌───┴────┐
Si la estenosis corta   Si la estenosis larga
(< 1 cm) y poco densa   o más densa
        │                    │
Incisión por vía endoscópica  Si fracasa  Reparación uretral estándar
y guiada ópticamente  ──────────►
```

Fig. 5.17. Tratamiento de las lesiones de uretra anterior en el hombre.

Sospecha de lesión
uretral iatrogénica
(colocación incorrecta del catéter)

↓

Uretroscopía

Lesión por la vía falsa

Estenosis preexistente

Colocación por vía endoscópica
de guía metálica e
inserción del catéter

Drenaje suprapúbico

Sin estenosis ← → Con estenosis

Si la estenosis es corta
y poco consistente

Si la estenosis es
larga o más densa

Seguimiento

← Si fracasa →

Incisión por vía
endoscópica y
guiada ópticamente

Reparación
uretral

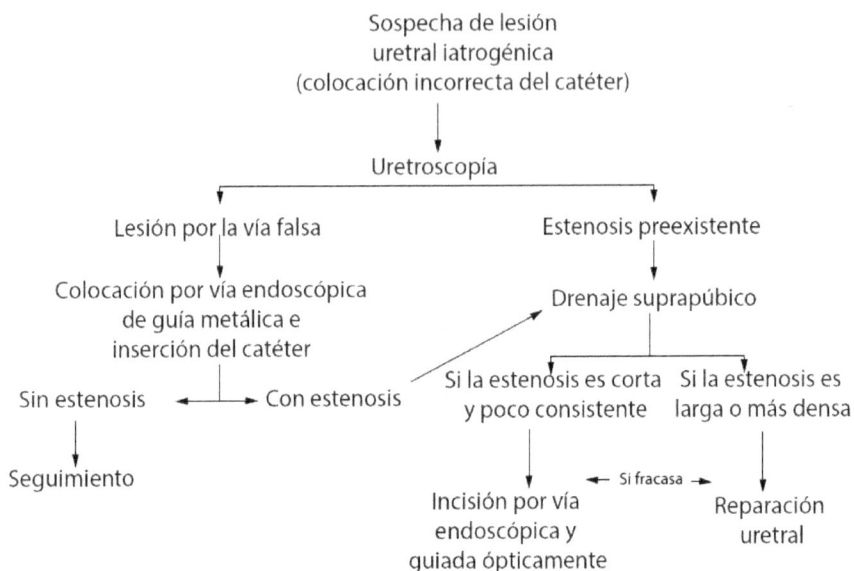

Fig. 5.18. Algoritmo de trauma iatrogénico masculino por instrumentación uretral.

Complicaciones y efectos secundarios.
Estenosis, hematoma, infección, fístula uretral, disfunción sexual.

Resultados.
Dependerá de la extensión de las lesiones y la respuesta a la reparación. El manejo electivo de las estenosis resultantes tiende a tener un buen pronóstico.

3. Traumatismo escrotal.

Etiología.
Hay rotura testicular en el 50% de los traumatismos escrotales contusos. Deportes de contacto. Asalto. Las lesiones cerradas incluyen luxación (poco frecuente).

Clasificación.

Grado	Descripción
1	Contusión
2	Laceración < 25% del diámetro del escroto
3	Laceración ≥ 25% del diámetro del escroto
4	Avulsión < 50%
5	Avulsión ≥ 50%

Fig. 5.19. Clasificación de lesiones escrotales. Asociación Americana de Cirugía de Trauma (AAST).

Diagnóstico.

Historia: dolor. Hematoma. Busque lesiones asociadas. Antecedentes personales: condiciones u operaciones genitales anteriores. Historia medicamentosa: anticoagulación.

Examen: como en el pene, hay hematoma subcutáneo, dolor en las lesiones durante el examen y disrupción de la piel en las lesiones penetrantes. Realizar examen bajo anestesia para la evaluación completa del trauma. Fig. 5.20.

Investigaciones:
Sangre: hemograma, coagulación.

Imagen: ecografía escrotal. Uretrografía retrógrada, si se sospecha lesión uretral.

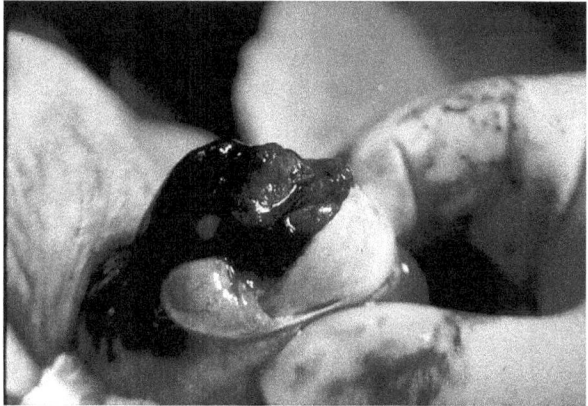

Fig. 5.20. Ruptura testicular.

Tratamiento.

Médico.

La estabilización del paciente traumatizado a menudo retrasa la atención del trauma escrotal. Apósitos, cultivos de la herida, y profilaxis antitetánica se indican antes de la terapia definitiva. Como en el caso anterior (traumatismo de pene), en mordeduras de animales considerar el tratamiento de la rabia; considerar el tratamiento de la hepatitis B y la profilaxis post exposición al VIH en las mordeduras humanas.

Un trauma mínimo con o sin hematoma y sin ruptura testicular e integridad de la piel, se puede manejar, como en el trauma del pene, con RHACE (reposo, hielo, analgésicos, compresión moderada y elevación).

Quirúrgico.

Indicaciones para la exploración escrotal: incertidumbre en el diagnóstico, sospecha de rotura testicular, desgarro de la túnica albugínea, ausencia de flujo sanguíneo en la ecografía, hematoceles de más de 5 cm, trauma penetrante.

En los casos de traumatismos penetrantes explorar y realizar la antisepsia y debridamiento. Cuando hay rotura testicular, hacer una reparación siempre que sea posible. Valorar también la edad del paciente, en pacientes jóvenes tratar de reparar, en adultos o con paternidad satisfecha puede considerarse la orquiectomía. Utilice siempre una cobertura antibiótica completa. Tratar lesiones asociadas con protocolo de trauma local. En la amputación, considere reimplante microquirúrgico (si es posible) por un equipo experto. Al igual que en pene, limpie el órgano con solución salina, envolver en gasas húmedas y colocarlo en una bolsa de plástico estéril. A continuación, coloque esta bolsa dentro de otra que contenga hielo o de preferencia, suero congelado. Esto prolonga la supervivencia del tejido.

Complicaciones y efectos secundarios.
Infección, hematoma, atrofia testicular con o sin alteración de la fertilidad, orquialgia crónica.

Resultados.
Hay mejor oportunidad de salvar el testículo con una intervención temprana.

Referencias.
1. Urotrauma. American Urological Association. http://www.auanet.org/common/pdf/education/clinical-guidance/Urotrauma.pdf. On 21/03/2016.
2. Injury Scoring Scales. The American Association for the Surgery of Trauma. http://www.aast.org/asset.axd?id=56ef079d-229c-45f2-9b18-c3825e450e65&t=633867256925730000. On 27/03/2016.
3. Urological Trauma. European Association of Urology Guidelines. http://uroweb.org/guideline/urological-trauma/. On 27/03/2016.
4. Traumatic penile injury: from circumcision injury to penile amputation. Kim JH, Park JY, Song YS. Biomed Res Int. 2014; 2014: 375285.
5. Doppler applications in testicular and scrotal disease. Dudea SM, Ciurea A, Chiorean A, Botar-Jid C. Med Ultrason. 2010 Mar; 12(1): 43-51.
6. Male genital injury: diagnostics and treatment. van der Horst C, Martinez Portillo FJ, Seif C, Groth W, Jünemann KP. BJU Int. 2004 May; 93(7): 927-30.

CAPÍTULO 6. Complicaciones quirúrgicas en Urología.

6.1. Complicaciones intraoperatorias.

Su prevención y manejo clínico.

R Suarez y J Clavijo.

"Si Ud. no sabe a dónde va, podría terminar en algún otro lugar."
Yogui Berra.

Definición.
Las complicaciones intra-operatorias son eventos adversos que ocurren durante un procedimiento quirúrgico o endoscópico. Son desviaciones del curso normal de una operación. Pueden ocurrir incluso cuando se aplica la debida diligencia en realizar las maniobras técnicas adecuadas para la operación o procedimiento previstos (incluso si todo el mundo hace todo bien).

Etiología.
Varios factores predisponen la ocurrencia de un evento adverso (u omisión). La mayoría son factores humanos. Las causas de complicaciones incluyen: distracciones, infraestructura inadecuada, paciente o patología difíciles, normas protocolos y estándares inadecuados, cultura de seguridad inapropiada, personal inadecuado, mala combinación de habilidades, carga de trabajo excesiva, mal mantenimiento de equipos, y sobretodo comunicación incorrecta.

Clasificación.
Ha habido intentos de clasificación de acuerdo a si el evento resultó en daño o no, en particular cuando se observan los resultados postoperatorios. Satava propuso una clasificación simple y útil para los errores quirúrgicos durante una operación:
- Grado I: un error sin consecuencias o una casi falla;
- Grado II: un error con identificación y corrección inmediata, o recuperación;
- Grado III: un error que no se reconoce que conduce a una consecuencia o complicación significativa.

Diagnóstico.
El diagnóstico dependerá de los hallazgos en cada procedimiento. El tener presente como debe ser el desarrollo del procedimiento y sus posibles complicaciones facilitan el diagnostico de las complicaciones intra-operatorias. También lleva a un diagnóstico más precoz, en una etapa donde las correcciones son más fáciles de implementar.

Tratamiento.
La mejor manera de manejar una complicación es evitarla. Dicho esto, si nunca ha tenido una, usted no ha estado en la profesión el tiempo suficiente (o tratado suficientes casos). Cuando se reconoce una complicación los esfuerzos tienen que dirigirse hacia detenerla y prevenir su progresión. Al mismo tiempo, tienen que ser tomadas acciones para asegurar la integridad del paciente y los órganos involucrados y eliminar cualquier factor predisponente que hayan llevado a la complicación, como se explica en etiología.

1. Hemorragia no controlada.
Todos los procedimientos quirúrgicos y en particular los escisionales pueden implicar el control y la sección de estructuras vasculares. Cuando hay una variante anatómica inusual o cuando la exposición es difícil, una arteria, vena o un órgano muy vascularizado pueden lesionarse y sangrar. Idealmente, esto debe ser previsto y si es posible, evitado. La mejor manera de tratar de evitar las complicaciones vasculares es prevenirlas. Este principio se logra mediante:
1) Conocimiento minucioso de la operación.
2) Conocimiento de la anatomía relevante.
3) La aplicación de la técnica quirúrgica precisa.

Cuando se produce una hemorragia grave, todos los miembros del equipo deben ser informados (en voz alta y clara). La instrumentista debe ordenar todos los instrumentos adicionales necesarios, así como solicitar instrumental específico para la reparación vascular, como porta agujas con puntas finas para tomar pequeñas agujas, pinzas vasculares atraumáticas diseñadas para la oclusión de vasos sanguíneos y sutura adecuada para tal fin. El anestesista debe re-perfundir al paciente. Si se necesita un ayudante adicional, él o ella deben ser convocados perentoriamente. Asegúrese que todos en el quirófano sean adecuados para el propósito que deben cumplir y que estén 100% enfocados en su tarea. La comunicación debe ser rápida, clara, breve y estrictamente al punto. A diferencia de las operaciones vasculares planificadas, los procedimientos urológicos durante los cuales ocurren complicaciones vasculares requieren exposición de los vasos sanguíneos en situaciones no planificadas. La presión con una compresa grande en el área de sangrado permitirá temporalmente redirigir los esfuerzos del equipo para obtener la hemostasia. Incluso la aorta puede ser comprimida hasta su cierre. Seguidamente debe realizarse una adecuada exposición para lograr comprender el tipo de lesión a reparar. Un campo operatorio pobremente expuesto puede llevar a causar lesiones adicionales.

Una vez lograda una buena exposición, la atención debe ir enfocada a lograr un control vascular proximal y distal a la lesión. La gasa se debe quitar lentamente y la estructura sangrante debe ser controlada y ligada o reparada con seguridad. En toda reparación vascular preserve un calibre luminal normal del vaso para mantener el flujo.

Si el sangrado ocurre durante un procedimiento laparoscópico, aumentar la presión a 20 mm Hg hasta que se logre la hemostasis y añada tantos trocares (y ayudantes) como sea necesario. Recuerde que debe bajar la presión después de la reparación. Las complicaciones laparoscópicos menores y moderadas a veces pueden ser controladas por medio de laparoscopía por un cirujano muy experimentado. En todos los demás escenarios o si hay dudas, el mejor y más seguro enfoque es convertir la operación para resolver la complicación.

Arteria renal.
Incluso los nudos bien atados pueden resbalar y correrse. No confíe en ellos. Una sutura de transfixión y doble ligadura (a ambos lados) nunca se desliza. Si usa clips: los metálicos son los menos confiables. Siempre use 3 del lado del paciente y uno en el espécimen. Lo mismo se aplica a los de polímero. Utilice clips de tamaño adecuado y colóquelos en la posición correcta. Ciérrelos bien. El largo efectivo de los clips debe ser ligeramente mayor que la mitad de la circunferencia del vaso a controlar, no que su diámetro (que es lo visible). Los clips deben colocarse en forma transversal al vaso.

La estrecha proximidad de la arteria mesentérica superior y la vena renal izquierda es bien conocida y claramente desempeña un papel en la confusión entre la arteria mesentérica superior y la arteria renal izquierda.

Vena Cava Inferior (VCI) o venas renales.
Una vez más, no confíe en nudos simples. Siempre tenga una buena distancia para cortar entre suturas. La vena renal derecha es corta, por lo que diséquela muy bien. En caso de duda, colocar un Satinsky en la VCI. La vena renal izquierda tiene varias ramas (gonadal, lumbar, suprarrenales) así como variantes anatómicas, mucho más que a derecha y todas ellas tienen que ser controladas. Las venas renales, como las arterias, pueden ser múltiples, tenga este hecho en mente. Un radiólogo astuto puede advertirle con antelación, igual siempre realice una adecuada semiología vascular del pedículo renal en la tomografía axial computada antes de realizar una nefrectomía tanto abierta como laparoscópica. Un buen equipo hace la vida más fácil. Si la VCI se lesiona, después de la compresión inicial, una pinza de Satinsky le permitirá la reparación con suturas de Polipropileno 4-0 (Prolene ®). Si el defecto es extenso, puede ser necesario el control proximal y distal transversal para permitir la reparación con o sin un parche. Siempre busque la opinión y la ayuda de un cirujano vascular, si es posible. Es lo correcto y conduce a mejores resultados para todos. El uso de engrapadoras con corte es frecuente,

particularmente en laparoscopía. Fallan tanto como los clips y requieren la misma disección. Si el aparato falla no pierda el tiempo y coloque un Satinsky en la VCI.

Plexo de Santorini.
A veces más puntos significa más sangrado. La compresión y puntos selectivos de control con sutura fina es probablemente la mejor opción.

Nefrectomía parcial.
Una vez más, la exposición excelente es esencial. La arteria o arterias deben estar completamente ocluidas de manera no traumática. Utilice la isquemia fría; fue inventada por una razón. El control de la vena con frecuencia es necesario a derecha. Con el control vascular adecuado el riñón sangrará sólo la sangre que tiene dentro de sí (y es una esponja). Después de la resección y sutura, el uso de celulosa oxidada (Surgicel®) y/o trombina más gelatina (Floseal®), o productos similares ayuda con la hemostasis. Actúe en forma segura, siempre. Es mejor que arrepentirse de vez en cuando.

Nefrolitotomía percutánea (NLP).
Una hemorragia inmediata o tardía puede corresponder a una fístula arterio-venosa o pseudo-aneurisma, una vez sospechado el diagnóstico requerirá una arteriografía y embolización selectiva. Tenga en cuenta que un re-sangrado puede ser cataclísmico con la consiguiente nefrectomía y pérdida de masa nefronal que se quería preservar.

2. Anestésicas.
Las complicaciones se correlacionan con un puntaje alto de la Sociedad Americana de Anestesiólogos (ASA). Incluyen: isquemia cardíaca, trombosis venosa profunda (TVP) y embolismo pulmonar (EP). Utilice la profilaxis con medias de compresión elástica graduadas, bombas neumáticas intermitentes de pantorrilla (Flowtron®) o dispositivo Geko® y anticoagulantes (Clexan®). Solicite consulta anestésica preoperatoria, así nadie se lleva sorpresas.

El síndrome compartimental, debido a la compresión prolongada de una extremidad, por lo general se evita con el uso de almohadillas y el uso de compresión neumática intermitente de pantorrillas. Si lo sospecha, póngase en contacto con el equipo ortopédico de guardia, ya que puede requerir una fasciotomía urgente.

Durante operaciones laparoscópicas pueden presentarse neumotórax, acidosis respiratoria y embolia gaseosa.

3. Síndrome de RTU (hiponatremia iatrogénica dilucional y sus variaciones).

Durante una resección transuretral (RTU) el líquido de irrigación es por lo general solución de Glicina (el Sorbitol y el agua destilada ahora se utilizan rara vez). Si esta se absorbe en grandes cantidades debido a un procedimiento prolongado o la apertura de venas, puede conducir a síntomas clínicos de hiponatremia por di-lución. La solución de Glicina al 1,5% también es hipotónica (200 mOsmol/L). En una RTU, hay aproximadamente 20 mL/min de absorción. Por lo tanto, en una resección larga de 60 minutos, 1,2 L de solución de Glicina son absorbidos. En un paciente sin comorbilidades esta cantidad se puede manejar. Fig. 6.1.

Los síntomas incluyen náuseas, vómitos, dolor de cabeza y malestar general lo cual es fácilmente detectable si el paciente tiene realizada una anestesia regional. Por esta causa, éstas anestesias son las preferidas de los urólogos para la RTU de próstata. La anestesia general enmascara estos síntomas iniciales llevando a un diagnóstico tardío del síndrome.

La hiponatremia dilucional es la causa aceptada del síndrome y los síntomas no se manifiestan hasta que la concentración de sodio sérico cae por debajo de 125 mEq/L. La hipertensión y la confusión mental son predominantes, luego se produce hipotensión, bradicardia e inquietud secundaria a hipo-natremia.

Si ocurre perforación o si los senos venosos están abiertos durante la resección, se debe administrar un diurético de asa (Furosemide 40–120 mg). Tenga en cuenta que la naturaleza hiper-osmolar del Manitol puede causar una expansión rápida del volumen intravascular, expansión que permite que el fluido extravascular sea absorbido más fácilmente aumentando quizás la hiponatremia.

Puede haber confusión, convulsiones, estupor y coma, edema pulmonar e insuficiencia cardíaca secundaria a la sobrecarga de líquidos. Los síntomas relacionados a la Glicina incluyen fosfenos, prurito y rubor facial. Si el paciente está bajo anestesia general, la hipertensión por sobrecarga de líquidos puede ser el único signo. Debido a la baja osmolalidad, puede haber hemólisis. Esto a su vez produce ictericia, hemoglobinuria, insuficiencia renal aguda y anemia. Tenga en cuenta que una vez hecho el diagnóstico, el paciente necesitará una ultrafiltración por lo cual deberá consultar al nefrólogo/intensivista, pudiendo ser ésta la medida que resuelva el cuadro. Es usted quien debe conducir el tratamiento ya que los demás especialistas rara vez ven esta complicación.

Manejo: Furosemide +/- CTI.

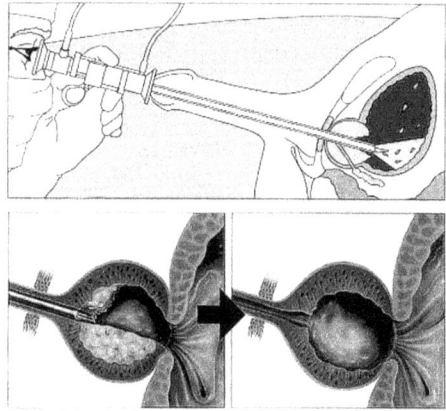

Fig. 6.1. Diagrama RTUP.

Con el uso de resectoscopios bipolares, se usa suero fisiológico en lugar de soluciones no iónicas e hipotónicas. Esto evita tanto la hiponatremia como la hemólisis hipo-osmolar. No reduce la cantidad de fluido absorbido durante la RTU, así que todavía hay el riesgo de sobrecarga de volumen intravascular en las resecciones largas. La parte posterior de cuello vesical es un lugar común de perforación y absorción de líquido, cuando se ven las fibras circulares del cuello debe suspenderse la resección en ese punto. El adenoma es más delgado en su sector anterior y se debe evitar una perforación a este nivel porque existen múltiples senos venosos en esta área, la entrada precoz en estos senos puede llevar a un síndrome de RTU.

Un trocar supra púbico (Reuter) en la vejiga puede reducir masivamente el riesgo de absorción (efecto Venturi). Sin embargo, si el adenoma es demasiado grande (más de 80 ml), el paciente será mejor servido por una técnica alternativa adecuada en lugar de una RTU.

4. Perforación vesical durante la RTU vesical.
Hasta qué profundidad una resección de un tumor vesical debe ir es una cuestión de debate. Algunos cirujanos "peinan" la vejiga y como es de esperar, rara vez tienen músculo en el informe de la histología. Resección inútil. En el otro extremo, si la histología informa: "grasa perivesical no involucrada", aunque bastante tranquilizador desde el punto de vista oncológico, puede significar que se ha producido una perforación. Fig. 6.2 A y B. La mayoría de las perforaciones subperitoneales son fáciles de tratar, dejando un catéter durante 5 a 10 días y evitar la quimioterapia intravesical postoperatoria inmediata. La perforación intraperitoneal se evita al detener la resección a nivel del detrusor en las zonas en contacto con el peritoneo (pared anterior y superior). Si se produce una perforación intraperitoneal pequeña y se reconoce de inmediato, la RTU se detiene y se puede manejar como una subperitoneal pero bajo estricta vigilancia para descartar peritonitis. Si se retrasa el diagnóstico, la perforación es grande, o si hay algún signo

sospechoso de peritonitis, una laparotomía, lavado peritoneal y el cierre de la vejiga son necesarios, además de descartar una perforación de asa intestinal.

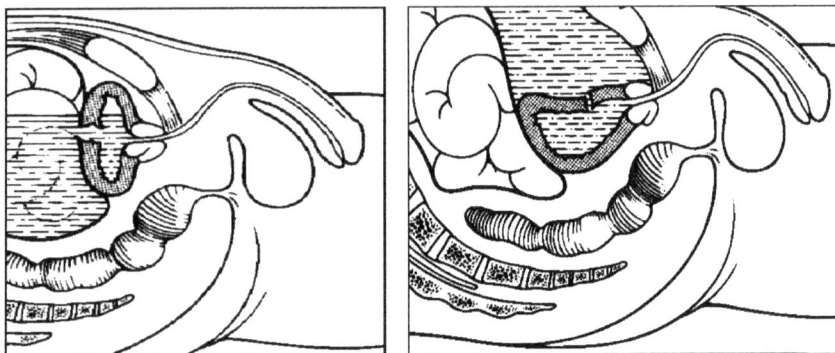

Fig. 6.2 A y B. Perforaciones intra- (derecha) y sub-peritoneales (izquierda).[5]

5. Lesiones del bazo, hepáticas e intestinales.

Las estructuras intra abdominales pueden ser dañadas durante procedimientos urológicos. Las descripciones de todas ellas, así como los procedimientos de reparación están más allá del alcance de este libro. Para evitarlas, obtenga una buena exposición, retraiga los órganos con cuidado, evite usar energía cerca del intestino, diseque (no desgarre), proteja los órganos abdominales y trátatelos como a usted le gustaría que los cirujanos generales y ginecólogos trataran las vías urinarias. En los procedimientos laparoscópicos siempre mantener los instrumentos dentro del campo de visión, en particular tijeras, porta agujas cargados y tijeras ultrasónicas, causan estragos cuando están desatendidos.

6. Avulsión ureteral.

Es una complicación típica de la de ureteroscopía. Suele ocurrir cuando se avanza un ureteroscopio en un uréter no dilatado o en los cálculos encestados grandes para el calibre del uréter. Cuando las cestas son traccionadas forzosamente (y algunas veces a ciegas), esta maniobra puede causar que el segmento distal del uréter se desgarre y desprenda junto con el cálculo. Fig. 6.3. Esta severa complicación se debe evitar visualizando siempre la pared ureteral mientras se tracciona el cálculo. Cualquier resistencia que se encuentre al traccionar, debe ser una señal de detener la manipulación y la necesidad de una mayor fragmentación de la litiasis.

Si hay resistencia al avance del ureteroscopio, dejar un stent y re coordine el procedimiento. Cuando ocurre, la avulsión es generalmente cerca de la unión

---

[5] Adaptado de www.primary-surgery.org.

vesico-ureteral, por lo que el manejo más seguro es hacer un reimplante ureteral sobre una endoprótesis.

Fig. 6.3. Avulsión del uréter durante la extracción con cesta.[1]

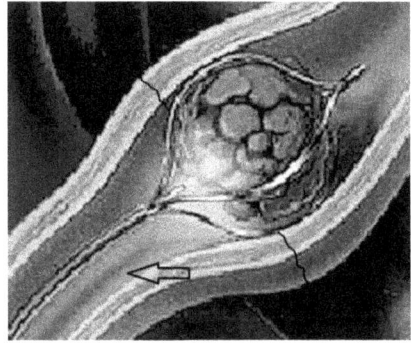

7. Lesiones de vejiga y uréter durante las operaciones ginecológicas.

Las cesáreas e histerectomías representan la mayor parte de las lesiones vesicales y ureterales. Cuando son reconocidas durante la cirugía, una cuidadosa disección de las estructuras es necesaria. Proceda a un cierre en varios planos sin tensión, colocación de stents doble J bilaterales, un catéter uretral y cistostomía. Normalmente estas medidas permiten la cicatrización adecuada después de la reparación. Si el uréter distal está dañado considerablemente, un reimplante ureteral es el enfoque más seguro.

Usted está ahí para solucionar un problema (a un paciente). El análisis de incidentes y la educación no tienen lugar durante la reparación de complicaciones intra-operatorias.

8. Falsa ruta.

Esto sucede cuando la uretra se lesiona en un intento de cateterización o dilatación. Fig. 6.4. Se ve sangre en el meato uretral. Manos expertas pueden intentar un juicioso avance de un catéter fino (12 Fr) con éxito variable. La solución segura es la colocación de un catéter supra púbico ya sea percutáneo o abierto (cistostomía).

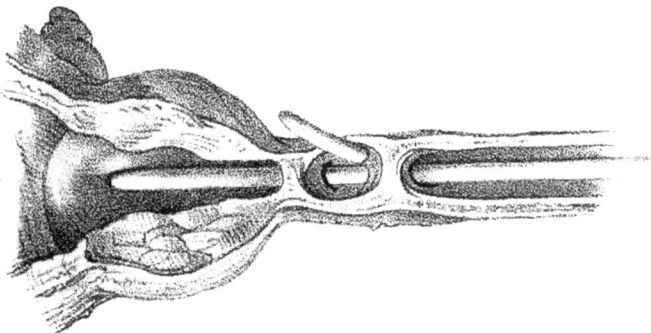

Fig. 6.4. Falso pasaje de un catéter con lesión de la uretra.

141

9. Instrumentos y agujas rotas.

Incluso cuando son cuidadosamente revisados antes de su uso, algunos instrumentos pueden llegar al final de su vida durante una operación. Tanto los desechables como los reutilizables se rompen, y los fragmentos pueden desaparecer en el campo quirúrgico. La mejor opción es una búsqueda minuciosa. Si el fragmento es metálico o se pierde una aguja, una radiografía puede ayudar en la localización. Fig. 6.5. Si no lo encuentra, todo el incidente debe ser explicado en la descripción quirúrgica y al paciente cuando se recupere. Intencionalmente dejamos clips y otros dispositivos quirúrgicos (con fines específicos), durante una operación, y por lo general no pasa nada a consecuencia. Así se puede presumir que lo mismo puede ocurrir con un fragmento perdido o una aguja.

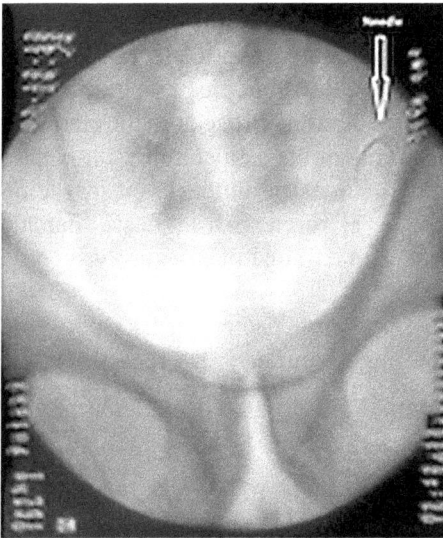

Fig. 6.5. Radioscopia mostrando aguja.

10. Complicaciones en cirugía laparoscópica.

Las complicaciones asociadas con estos procedimientos son del 4,4%, con una tasa de re-intervención del 0.8% y una tasa de mortalidad del 0,08%. La tasa de complicaciones aumenta en paralelo con la dificultad del procedimiento, pero es inversamente proporcional a la experiencia del cirujano.

Prevención.

Todo el equipo debe estar en una breve charla de planificación preoperatoria (briefing) y otra al final del procedimiento (debriefing).

Conocer la anatomía quirúrgica. La progresión por etapas con una excelente exposición y hemostasis es la base del éxito en la cirugía. Solo tomar riesgos estrictamente necesarios, por desgracia esto sólo viene con mucha experiencia.

Checklist de la OMS. Esta simple lista de verificación es un instrumento de seguridad para ejecutar antes de la operación. Por lo general, se marca por una de las enfermeras circulantes y todos los miembros del equipo contribuyen a ella. Fig. 6.6. Invalorable. Fue diseñada como un punto de partida, por lo que su equipo puede (y debe) modificarla para las necesidades de su especialidad.

Lista de verificación de la seguridad de la cirugía

Organización Mundial de la Salud | Seguridad del Paciente

Antes de la inducción de la anestesia

(Con el enfermero y el anestesista, como mínimo)

¿Ha confirmado el paciente su identidad, el sitio quirúrgico, el procedimiento y su consentimiento?

- ☐ Sí

¿Se ha marcado el sitio quirúrgico?

- ☐ Sí
- ☐ No procede

¿Se ha completado la comprobación de los aparatos de anestesia y la medicación anestésica?

- ☐ Sí

¿Se ha colocado el pulsioxímetro al paciente y funciona?

- ☐ Sí

¿Tiene el paciente...

... Alergias conocidas?

- ☐ No
- ☐ Sí

... Vía aérea difícil / riesgo de aspiración?

- ☐ No
- ☐ Sí, y hay materiales y equipos / ayuda disponible

... Riesgo de hemorragia > 500 ml (7 ml/kg en niños)?

- ☐ No
- ☐ Sí, y se ha previsto la disponibilidad de líquidos y dos vías IV o centrales

Antes de la incisión cutánea

(Con el enfermero, el anestesista y el cirujano)

- ☐ **Confirmar que todos los miembros del equipo se hayan presentado por su nombre y función**
- ☐ **Confirmar la identidad del paciente, el sitio quirúrgico y el procedimiento**

¿Se ha administrado profilaxis antibiótica en los últimos 60 minutos?

- ☐ Sí
- ☐ No procede

Previsión de eventos críticos

Cirujano:

- ☐ ¿Cuáles serán los pasos críticos o no sistematizados?
- ☐ ¿Cuánto durará la operación?
- ☐ ¿Cuál es la pérdida de sangre prevista?

Anestesista:

- ☐ ¿Presenta el paciente algún problema específico?

Equipo de enfermería:

- ☐ ¿Se ha confirmado la esterilidad (con resultados de los indicadores)?
- ☐ ¿Hay dudas o problemas relacionados con el instrumental y los equipos?

¿Pueden visualizarse las imágenes diagnósticas esenciales?

- ☐ Sí
- ☐ No procede

Antes de que el paciente salga del quirófano

(Con el enfermero, el anestesista y el cirujano)

El enfermero confirma verbalmente:

- ☐ El nombre del procedimiento
- ☐ El recuento de instrumentos, gasas y agujas
- ☐ El etiquetado de las muestras (lectura de la etiqueta en voz alta, incluido el nombre del paciente)
- ☐ Si hay problemas que resolver relacionados con el instrumental y los equipos

Cirujano, anestesista y enfermero:

- ☐ ¿Cuáles son los aspectos críticos de la recuperación y el tratamiento del paciente?

La presente lista no pretende ser exhaustiva. Se recomienda completarla o modificarla para adaptarla a la práctica local. Revisado 1 / 2009 © OMS, 2009

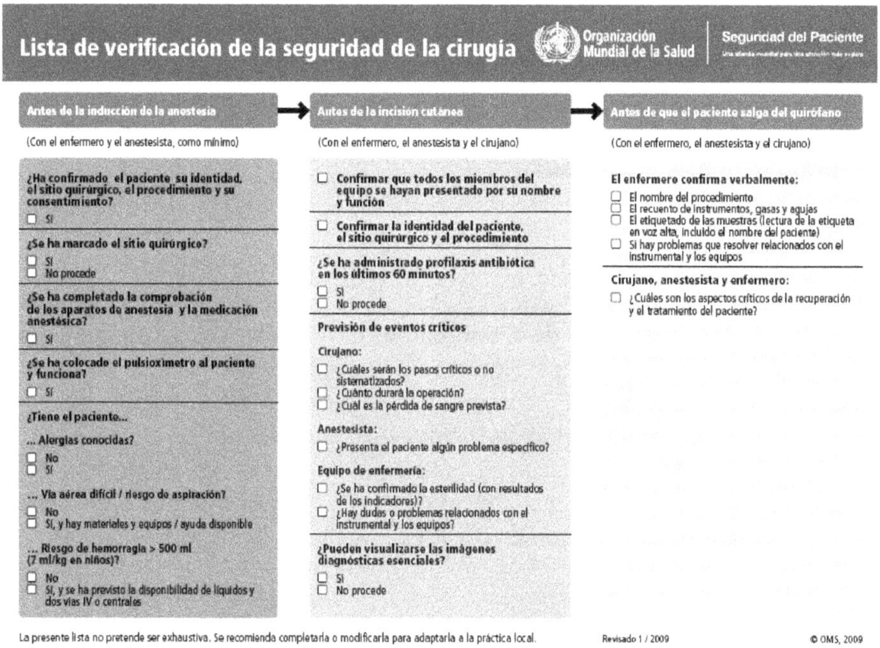

Fig. 6.6. Lista de verificación quirúrgica de la OMS.

Referencias.

1. Decision making in urological surgery. Abboudi H, Ahmed K, Normahani P, Abboudi M, Kirby R, Challacombe B, Khan MS, Dasgupta P. Int Urol Nephrol. 2012 Jun; 44(3): 701-10.
2. The use of haemostatic agents and sealants in urology. Hong YM, Loughlin KR. J Urol. 2006 Dec; 176(6 Pt 1): 2367-74.
3. Ureteric injury: a challenging condition to diagnose and manage. Abboudi H, Ahmed K, Royle J, Khan MS, Dasgupta P, N'Dow J. Nat Rev Urol. 2013. Feb; 10(2): 108-15.
4. Identification and reduction of surgical error using simulation. Satava RM. Minimally Invasive Therapy and Allied Technologies. 2005. 14; 4-5: 257–261.
5. Complications of laparoscopic procedures in urology: experience with 2,407 procedures at 4 German centers. Fahlenkamp D, Rassweiler J, Fornara P, Frede T, Loening SA. J Urol. 1999 Sep; 162(3 Pt 1): 765-70.

6.2. Complicaciones postoperatorias.

Su prevención y manejo clínico.

E Eguiluz, R Molina, S Salloum y J Clavijo.

"La incidencia de complicaciones postoperatorias es todavía el marcador de calidad de uso más frecuente en cirugía." Pierre-Alain Clavien.

Definición.
Las complicaciones postoperatorias son eventos adversos y desviaciones del curso postoperatorio normal después de un procedimiento quirúrgico. Pueden ocurrir incluso cuando se aplica la debida diligencia en realizar las maniobras técnicas adecuadas para la operación o procedimiento previstos (incluso si todo el mundo hace todo bien).

Etiología.
Al igual que en las complicaciones intra-operatorias, la causa es multifactorial, incluyendo actos y omisiones. La mayoría son errores humanos. Las causas de complicaciones incluyen: distracciones, infraestructura inadecuada, paciente o patología difíciles, normas protocolos y estándares inadecuados, cultura de seguridad inapropiada, personal inadecuado, mala combinación de habilidades, carga de trabajo excesiva, mal mantenimiento de equipos y sobretodo comunicación incorrecta. Las complicaciones de la anestesia son muchas y están más allá del alcance de este libro. Incluyen: neumonía, TVP/EP, atelectasia e isquemia cardíaca aguda.

Clasificación.

Tabla 6.2.1. Clasificación Clavien-Dindo de complicaciones quirúrgicas	
Grado I	Cualquier desviación del curso postoperatorio normal sin necesidad de tratamiento farmacológico o intervenciones quirúrgicas, endoscópicas o radiológicas. Regímenes terapéuticos permitidos: medicamentos como antieméticos, antipiréticos, analgésicos, diuréticos y electrolitos, y fisioterapia. Este grado incluye también las infecciones de heridas abiertas fuera de quirófano.
Grado II	Requiere tratamiento farmacológico con fármacos que no sean los permitidos para el grado I. También se incluyen las transfusiones de sangre y nutrición parenteral total.
Grado III	Requieren intervención quirúrgica, endoscópica o radiológica.
Grado IV	Complicaciones con peligro de vida (incluidas las complicaciones del sistema nervioso central) que requieren manejo en cuidados intensivos.
Grado V	Muerte del paciente.

CAPÍTULO 6. Complicaciones quirúrgicas en Urología.

1. Complicaciones postoperatorias genéricas.

a) Infección.
Diagnóstico.
Historia: temperatura y drenaje o descarga purulentos después de un procedimiento. También puede presentarse con síntomas sistémicos. Más frecuente en las operaciones contaminadas y de emergencia. Antecedentes personales: supresión inmune.

Examen físico: buscar abscesos, supuración y peritonitis. Curva de temperatura, la cual es crítica.

Investigaciones:
Sangre: hemocultivo y hemograma.
Imagenología: generalmente TAC si clínicamente no hay foco.

Tratamiento.
Médico.
Antibióticos de amplio espectro para los gérmenes sospechados hasta que la información de microbiología (cultivos de orina, sangre, supuración y drenaje) esté disponible.

Quirúrgico.
Drenar cualquier colección, "Ubi pus, ibi evacua" sigue siendo perfectamente válido. Hágalo rápidamente.

Profilaxis antibiótica en cirugía urológica.
Solicite siempre un examen de orina antes de cualquier cirugía urológica. Revise su protocolo local, que depende de su flora microbiológica local y el resultado de los urocultivos. Los pacientes con enfermedad valvular cardiaca, probablemente necesiten: 1 g Amoxicilina + 3 mg/kg de Gentamicina I/V en la inducción de la anestesia. En caso de duda, siga protocolos locales.

b) TVP + EP.
Diagnóstico.
Historia: síntomas de TVP: fiebre de bajo grado, inflamación y sensibilidad en la pantorrilla o dolor. EP síntomas: disnea, dolor pleurítico y hemoptisis. Más frecuente en las operaciones de la pelvis, sobre todo si son prolongadas. Antecedentes del paciente: TVP o EP anterior, coagulopatías.

Examen: piernas (dolor, edema, inflamación, circunferencia), taquicardia, taquipnea, ingurgitación yugular, hipotensión, roce pleural y derrame pleural.

Investigaciones:

Sangre: dímeros D, gasometría arterial: baja PO2, y baja PCO2.

Imagenología: Doppler de piernas urgente.

RX de tórax: atelectasia normal o lineal, arteria pulmonar dilatada, hipo perfusión del segmento afectado, derrame pleural.

Angiograma pulmonar con TAC: tiene mejor especificidad y sensibilidad que la gammagrafía ventilación/perfusión (V/Q). Un angiograma pulmonar por TAC negativo descarta un EP con una precisión similar a una gammagrafía pulmonar isotópica normal o una angiografía pulmonar negativa.

ECG: muestra taquicardia, Bloqueo de Rama Derecha (BRD), T invertida en V1-V4. S1, Q3, T3.

Tratamiento.

TVP de pierna. Medias de compresión graduada anti-trombo-embólicas por encima de la rodilla, si no hay enfermedad arterial periférica (preguntar por claudicación y comprobar pulsos) + heparina no fraccionada 5.000 UI S/C c/12 hs.

TVP por encima de la rodilla. Iniciar una heparina de bajo peso molecular (Enoxaparina 1,5 mg/kg o 150 unidades/kg por día) hasta que una anti-coagulación oral adecuada esté establecida (como Warfarina 10 mg por día, hasta lograr un INR entre 2-3). Continuar el tratamiento durante 6 semanas para los pacientes post-quirúrgicos; para toda la vida si hay un factor predisponente subyacente (por ejemplo, neoplasia maligna, etc.).

EP. Heparina de bajo peso molecular (Enoxaparina) 1,5 mg/kg (150 unidades/kg) día + Warfarina 10 mg día hasta INR entre 2-3. Suspenda la Enoxaparina y continúe con warfarina durante 12 semanas para los pacientes post-quirúrgicos; o permanente si hay un factor predisponente subyacente . En diferido se pueden usar otros anticoagulantes orales.

Profilaxis anti-trombo-embólica.
- Pacientes de bajo riesgo: edad <40, cirugía menor (duración <30 min) y no hay factores de riesgo adicionales. En estos no se requieren medidas específicas para prevenir la TVP más allá de la movilización temprana. El aumento de la edad y de la duración de la cirugía aumenta el riesgo de tromboembolia venosa.
- Pacientes de alto riesgo: cirugía mayor (con una duración> 30 min) que tienen > 60 años. Medidas de profilaxis: movilización precoz. Medias de compresión graduada anti-trombo-embólicas por encima de la rodilla. Heparina subcutánea o Enoxaparina 40 mg S/C día. Compresión neumática intermitente de las pantorrillas. Se usan botas o manguitos inflables, que se colocan alrededor de las pantorrillas, se inflan y se desinflan de forma intermitente, lo que aumenta el flujo de sangre en las venas de la pantorrilla. Fig. 6.7. Una compresión similar de la pierna se

puede lograr mediante la estimulación del nervio peroneo con el dispositivo Geko®. Fig. 6.8.

Fig. 6.7. Bomba de compresión neumática intermitente de pantorrilla.

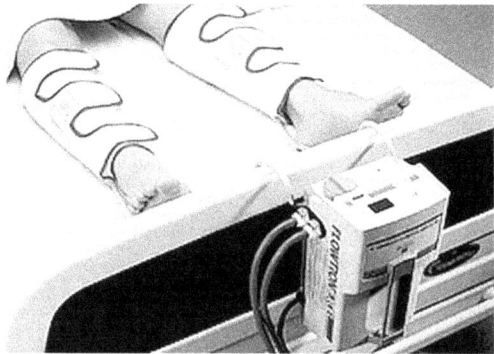

Fig. 6.8. Estimulación del nervio peroneo con el dispositivo Geko®.

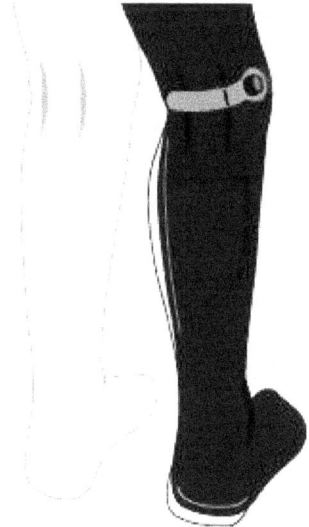

c) Sustitución balanceada de líquidos.
El requerimiento diario de líquidos puede calcularse en función del peso del paciente:
- Para los primeros de 10 kg: 100 mL/kg por 24 horas. Para los próximos 10 kg: 50 mL/kg por 24 horas.
- Por cada kg por encima de 20 kg: 20 mL/kg por 24 horas. 100 mmol de sodio y 70 mmol de potasio por 24 horas.

Así, un paciente de 70 kg necesitará 2.500 mL de fluidos. Esto incluye 1 L de solución salina normal y 1,5 L de dextrosa al 5%, con 20 mmol de potasio.

d) Posicionamiento y acceso quirúrgico.

Puede ocurrir daño tisular inevitable a los nervios o músculos durante muchos tipos de cirugía (por ejemplo, disfunción eréctil o incontinencia después de la cirugía de próstata). También hay un riesgo de lesiones, mientras el paciente está bajo anestesia general y siendo transportado y manipulado en el quirófano. Estas incluyen lesiones debido a caídas desde la camilla, daño a huesos y articulaciones patológicas durante el posicionamiento, parálisis de nervios y quemaduras de diatermia.

e) Hernia incisional.
Se produce en el 10-15% de las heridas abdominales, por lo general aparece en el primer año después de la cirugía. Los factores de riesgo son la obesidad, falta de tono muscular, infección de la herida y usos múltiples de la misma incisión (re-operaciones).

f) Dehiscencia de la herida o evisceración.
Alrededor del 2% de las laparotomías en línea media. Factores predisponentes: isquemia, tensión de la sutura, esteroides a largo plazo, radioterapia y desnutrición. Tiene una tasa de mortalidad de hasta el 30%. Es principalmente debido al fracaso de la técnica de cierre de la herida. Por lo general ocurre entre 7 y 10 días después de la operación. Puede ir precedida de descarga sanguinolenta de la herida. El tratamiento inicial incluye analgesia, gasa estéril, reposición de líquidos y retornos rápido a quirófano para el cierre.

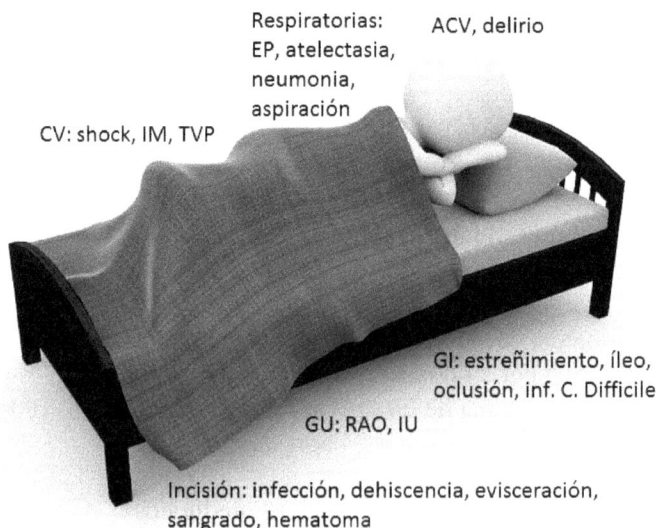

Fig. 6.9. Posibles complicaciones genéricas.

2. Complicaciones postoperatorias procedimiento específicas.

a) Cistoscopía. Fig. 6.10.

Indicaciones: hematuria, polaquiuria severa y urgencia, disuria, IU recurrentes o complicadas, sospecha de patología uretral o intravesical (por ejemplo, carcinoma in situ, litiasis vesical, seguimiento de pacientes con cáncer de vejiga diagnosticados previamente.

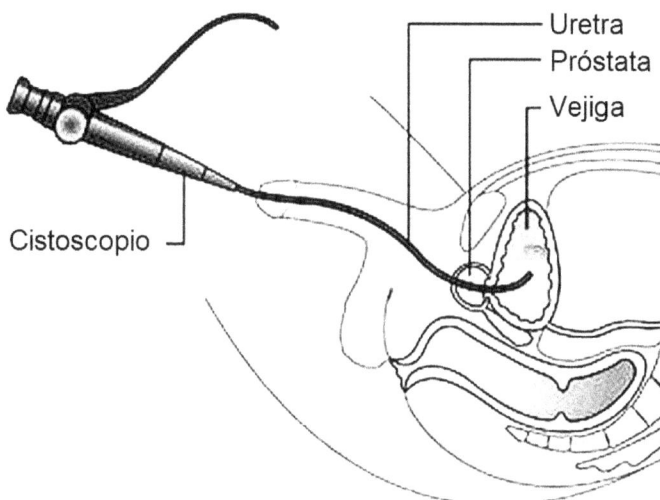

Fig. 6.10. Diagrama cistoscopía flexible.

Complicaciones:

- Ardor leve o sangrado al orinar durante un período cortó después del procedimiento. No se necesita tratamiento, simplemente tranquilizar. Infección: tratar con antibióticos.
- Estenosis uretral: evaluación y tratamiento electivos.
- En muy raras ocasiones, perforación de la vejiga, con o sin peritonitis.

b) RTU de próstata. Fig. 6.11.

Indicaciones: síntomas del tracto urinario inferior (STUI), retención urinaria aguda recurrente, insuficiencia renal debido a obstrucción, hematuria recurrente debido al aumento del tamaño benigno de la próstata, cálculos en la vejiga. Cualquier complicación de una próstata hipertrófica. Obstrucción en el cáncer de próstata.

Complicaciones:

- Ardor leve al orinar.
- Frecuencia urinaria.

- Eyaculación retrógrada en el 75% de los pacientes. Esto puede producir infertilidad.
- Falta de resolución de los síntomas.
- Disfunción sexual.

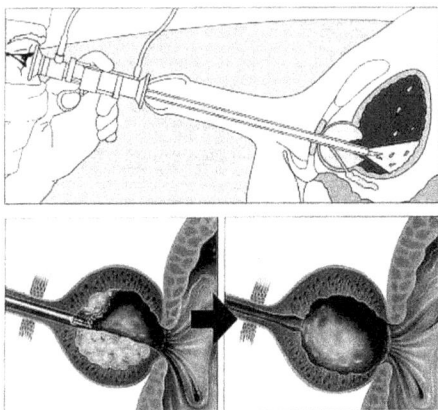

Fig. 6.11. Diagrama RTUP.

- IU: requiere tratamiento con antibióticos.
- Re-crecimiento, el 10% de los pacientes requieren cirugía para obstrucción prostática recurrente (por lo general después de años de la primera RTU).
- No retomar micción espontanea. En general debido a una falla del detrusor.
- Formación de estenosis uretral.
- Incontinencia.
- Absorción del líquido de irrigación causando confusión e insuficiencia cardíaca (síndrome de RTU).
- En muy raras ocasiones, perforación de la vejiga.
- Bloqueo del catéter: por coágulo de sangre o por un fragmento de próstata que queda en la vejiga durante la operación. Síntomas: la vejiga estará distendida y dolorosa. El líquido de irrigación se habrá detenido. Tratamiento: lavados vesicales; si esto falla usar una jeringa de vejiga y realizar lavados manuales. Aspirar el coágulo o chip de próstata y el lavado puede reiniciarse. Si no sucede, cambiar el catéter. Si la vejiga está llena de coágulos, llevar al paciente de nuevo al quirófano.
- Hemorragia: sangrado leve después de RTUP ("vino rosado") es común y se detendrá de forma espontánea, no requiere ninguna acción más que el lavado. Hematuria moderada ("vino tinto"): aumentar el flujo de irrigación y aplicar una tracción leve en el catéter (con el balón inflado), presionando de ese modo sobre el cuello de la vejiga, esto comprime la fosa prostática. Afloje la tracción a los 20 min. Esto suele resultar en mejoría. Hematuria franca (sangrado de color "rojo brillante", lo que

sugiere una hemorragia grave): puede intentar tracción del catéter, pero al mismo tiempo debe hacer los preparativos para regresar al paciente al quirófano, ya que es poco probable que el sangrado de este grado se detenga sin intervención. La hemorragia postoperatoria que requiere una re-operación ocurre en ~ 0,5% de los casos.

c) RTU de tumor vesical. Fig. 6.12.
Indicaciones: diagnóstico histológico de los tumores de vejiga, control local de cáncer de vejiga no músculo-invasivo, hemostasis, estadificación del cáncer de vejiga.

Fig. 6.12. Diagrama RTU-TV.

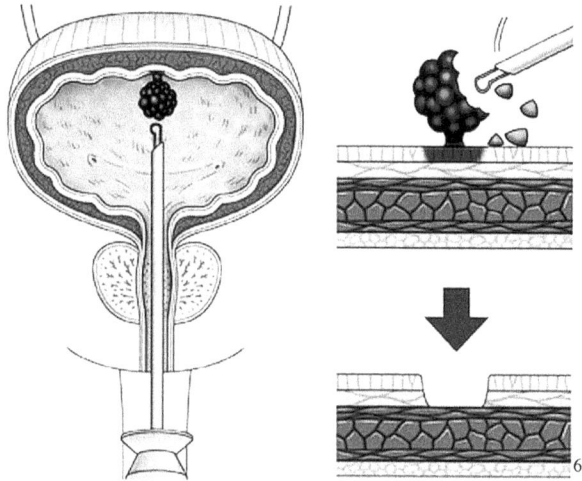

Complicaciones:
- Ardor al orinar.
- Necesidad de tratamiento adicional (quimioterapia intravesical o inmunoterapia) que generalmente se administra para reducir el riesgo de recidivas tumorales futuras.
- IU: tratar con antibióticos.
- Sangrado diferido: irrigar según RTU-P o re-operar.
- Desarrollo de una estenosis uretral.
- Perforación vesical.

d) Uretrotomía endoscópica.
Indicaciones: estenosis uretral bulbar y peneana. Fig. 6.13.

Complicaciones:
- Ardor leve al orinar durante períodos cortos después de la operación.

---

[6] Gentileza de Keio University Hospital.

- Auto-cateterismo (opcional) para evitar que la estenosis recurra. Auto-dilatación.
- IU: tratar con antibióticos.
- Recurrencia de la estenosis.
- Disfunción sexual.

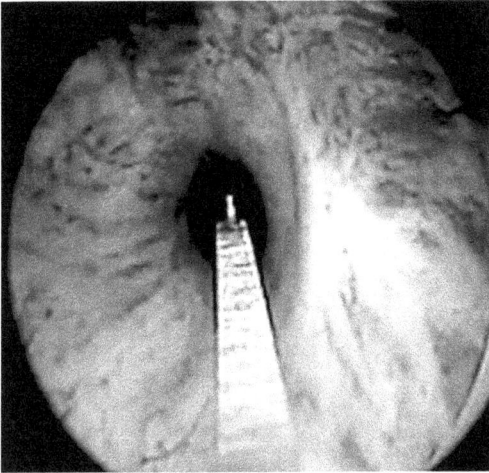

Fig. 6.13. Uretrotomía endoscópica interna.

e) Postectomía o circuncisión. Fig. 6.14.
Indicaciones: fimosis, parafimosis, biopsia de cáncer de pene o su tratamiento, cualquier lesión del prepucio que requiere histología, balanitis recurrente, fimosis o parafimosis funcional (durante la erección), fracaso de otros tratamientos (cremas, dilataciones, prepucio-plastia).

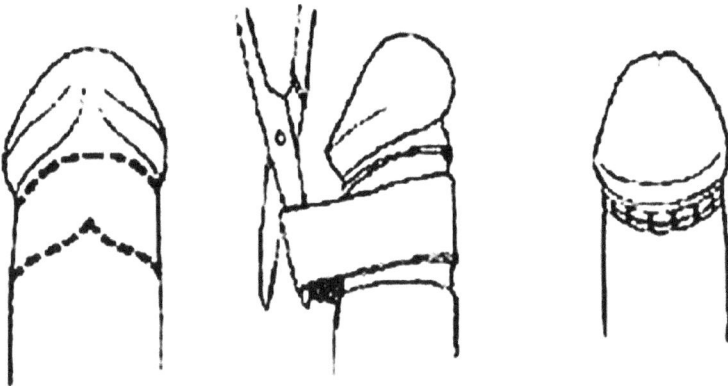

Fig. 6.14. Diagrama de la circuncisión.

Complicaciones:
- Hemorragia: aplicar vendaje compresivo; si no se detiene suturar el vaso sangrante bajo anestesia local.

- Necrosis de la piel del cuerpo del pene: esperar a que el tejido necrótico se delimite antes de evaluar el alcance del problema. El pene tiene un suministro de sangre excelente.
- Separación de la piel del surco coronal de la piel del cuerpo del pene: si se limita a un área pequeña esta sanará espontáneamente. Si es un sector grande, re-suture en quirófano.
- Infección de la herida: antisepsia y vendaje local. Antibióticos si hay temperatura o compromiso inmunológico.
- Fístula uretro-cutánea (por ejemplo, debido a un punto colocado a través de la uretra): necesitará corrección electiva.
- Escisión excesiva de la piel: la re-epitelización puede ocurrir si el defecto entre el glande y la piel del cuerpo del pene no es muy grande. Si el defecto es grande, el resultado final será un pene enterrado (el glande se retrae hacia la piel en la base del pene). Será necesario realizar una operación reconstructiva electiva.
- Disestesia permanente del pene.
- Persistencia de puntos de sutura absorbibles: solo tiene que esperar.
- Hiper-sensibilidad de la cicatriz, rara a largo plazo.
- Resultado estético insatisfactorio: rara vez necesitan revisión (cosmética). Puede haber necesidad ocasional de resecar algún exceso de piel en diferido.
- Estenosis del meato uretral.

f) Hidrocele y resección de quistes de epidídimo.
Indicaciones: hidrocele grande o sintomático. Fig. 6.15. Quiste del epidídimo grande o doloroso.

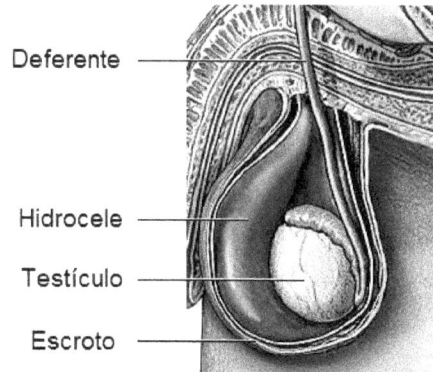

Fig. 6.15. Diagrama de hidrocele.

Deferente

Hidrocele

Testículo

Escroto

Aspiración de hidrocele: una atención estricta a la antisepsia es vital, ya que la introducción de infección en un espacio cerrado conduce a la formación de abscesos. Evite los vasos sanguíneos superficiales (si usted los punciona, puede dar lugar a un hematoma). La recurrencia es la regla, así que trate de evitar problemas y no aspire hidroceles a menos que el paciente sea de alto riesgo anestésico. La punción crea una túnica gruesa y hace que la operación que se requerirá sea más difícil.

Extirpación del quiste del epidídimo (espermatocelectomía): evitarlas en los hombres jóvenes que desean mantener la fertilidad, ya que se puede producir una obstrucción del epidídimo.

Complicaciones:

- Inflamación escrotal: se resuelve espontáneamente, pero puede tardar varias semanas.
- Formación de hematoma: RHACE.
- Recurrencia de hidrocele: sólo sucede si se conserva la túnica, por ello use una técnica con resección de la túnica o eversión de la misma.
- Infección: uso liberal de antibióticos. Si hay absceso, drenar primero.

g) Procedimiento de Nesbitt.
Indicaciones: enfermedad de Peyronie, curvatura congénita. Fig. 6.16.

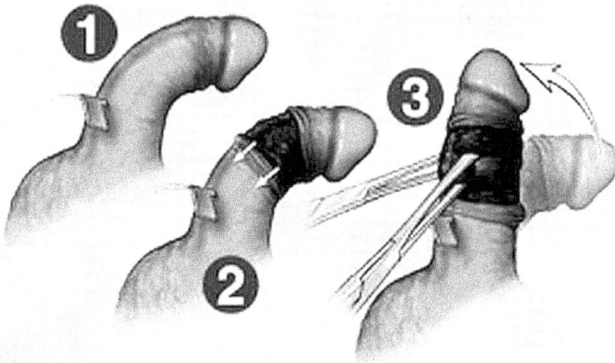

Fig. 6.16. Diagrama de procedimiento de Nesbitt.

Complicaciones:

- Acortamiento del pene.
- Cicatriz no estética.
- Inflamación transitoria y hematomas en el pene y el escroto.
- Corrección parcial de la curvatura.
- Sangrado (manejar como la circuncisión) o infección (tratar).
- Disfunción sexual.
- Disestesia peneana.

h) Vasectomía. Fig. 6.17.
Indicaciones: control de la natalidad permanente, por lo general irreversible.

154

Complicaciones:
- Hematoma: RHACE (reposo, hielo, analgésicos, compresión y elevación).
- No identificar el conducto deferente en el momento de la cirugía y no ligarlo (o, muy raramente, que halla 2 vasos deferentes en un lado). El espermograma de control mostrará el fracaso.
- Los conductos deferentes pueden volver a canalizarse, restaurando así la fertilidad y posibilidad de embarazo (1 en 2000).
- Granuloma espermático, del tamaño de una arveja, doloroso ubicado en la región de los extremos seccionados de los conductos deferentes. Puede ser una causa de dolor crónico, en cuyo caso puede tener que ser resecado.
- Inflamación o infección de los testículos o el epidídimo, que requieren antibióticos.

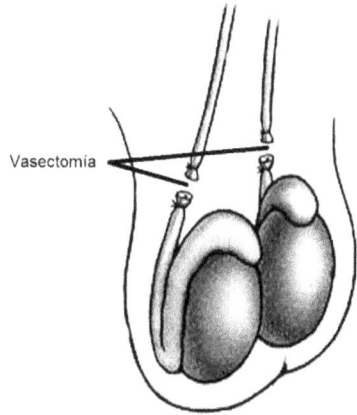

Fig. 6.17. Diagrama de vasectomía

i) Orquiectomía.
Indicaciones: orquiectomía radical (inguinal) para la escisión de testículos con sospecha de un tumor. Orquiectomía simple (bilateral): para la supresión de la testosterona en el control del cáncer de próstata avanzado. Hecha a través de un abordaje escrotal.

Complicaciones:
- Hematoma escrotal: drenarlo si es grande o si hay signos de infección (fiebre, secreción de pus por la herida). RHACE.
- Infección: fiebre, secreción de pus de la herida, absceso. Antibióticos por 3 a 4 semanas. Drenar si hay un absceso.
- Para orquiectomía radical: daño en el nervio ilio-inguinal que produce un área de pérdida de la sensibilidad a nivel del escroto.
- Infertilidad.
- Infección de la incisión, requiriendo un tratamiento adicional y, posiblemente, la eliminación de la prótesis, si esta se ha insertado.
- Dolor que requiere la eliminación del implante si se ha insertado.

- Expectativa estética no siempre satisfecha.

j) Catéter doble J (stent).
Indicaciones (véase también capítulo de cólico renal): desobstrucción ureteral, por bypass. Prevención de la obstrucción: post-ureteroscopía. Dilatación pasiva del uréter antes de la ureteroscopía. Para asegurar el flujo anterógrado de orina después de la cirugía (por ejemplo, pieloplastia) o lesiones del uréter. Luego de endopielotomía.

Complicaciones:
- Dolor supra-púbico.
- STUI (frecuencia, urgencia, ya que el stent irrita el trígono). Considere el uso de anticolinérgicos y Fenazopiridina.
- Hematuria: aumentar la diuresis.
- Infección del tracto urinario: en caso de sepsis colocar un catéter uretral para bajar la presión en el sistema colector y prevenir el reflujo de la orina infectada. Se trata con antibióticos por vía intravenosa.
- Colocación incorrecta (angulado, o extremo distal en el uréter): reposicionamiento endoscópico bajo radioscopia.
- Migración del stent (hacia el uréter muy rara, o desde el uréter y hacia la vejiga): reposicionar.
- Obstrucción del stent: cambiarlo.
- Si no se retira o cambia antes de su vencimiento, se incrustará con litiasis y la extracción puede ser muy difícil.

k) Nefrectomía y Nefro-ureterectomía.
Nefrectomía.
Indicaciones: cáncer de células renales, riñón no funcionante sintomático con o sin un cálculo, hemorragia persistente después de un traumatismo renal, sepsis que no responde al drenaje y antibióticos.

Nefro-ureterectomía:
Indicaciones: cáncer urotelial del tracto urinario superior. Reflujo de riñón atrófico.

Complicaciones (ambos):
- Hemorragia: desde el pedículo renal o el bazo. Síntomas: taquicardia, periferia fría, oliguria y finalmente, caída de la presión arterial (shock hipovolémico). Compruebe el drenaje, pero aún con un sangrado significativo este puede ser negativo. Puede necesitar cirugía y/o transfusión. Escalar la atención a cuidados intensivos y contacte al equipo quirúrgico involucrado.

- Infección de la herida: si es superficial, tratamiento con antibióticos. Si se sospecha una colección subcutánea de pus, abrir la herida para permitir el drenaje libre y mechado con gasa estéril.
- Lesión pancreática. Signos: drenaje excesivo de líquido, con un alto nivel de amilasa. Si no hay drenaje presente, se desarrollará una colección abdominal (absceso), que puede manifestarse por un íleo prolongado. Puede necesitar una nueva intervención. Póngase en contacto con el equipo quirúrgico. La TC es generalmente diagnóstica.
- Neumotórax (lesión de diafragma) es rara. Puede necesitarse un drenaje.
- Insuficiencia renal: si se sospecha, póngase en contacto con equipo de nefrología. El paciente puede necesitar hemofiltración durante un tiempo.
- Lesiones a las estructuras cercanas o los vasos sanguíneos, bazo, pulmón, hígado, páncreas, intestino (busque peritonitis): es probable que necesite una TC para el diagnóstico y una consulta de cirugía general.
- Infección, dolor o hernia de la incisión.
- Problemas anestésicos o cardiovasculares (incluyendo infección pulmonar, embolia pulmonar, accidente cerebrovascular (ACV), trombosis venosa profunda/EP, isquemia cardíaca). Como cualquier anestesia general.

l) Prostatectomía radical. Fig. 6.18.
Indicaciones: cáncer de próstata localizado.

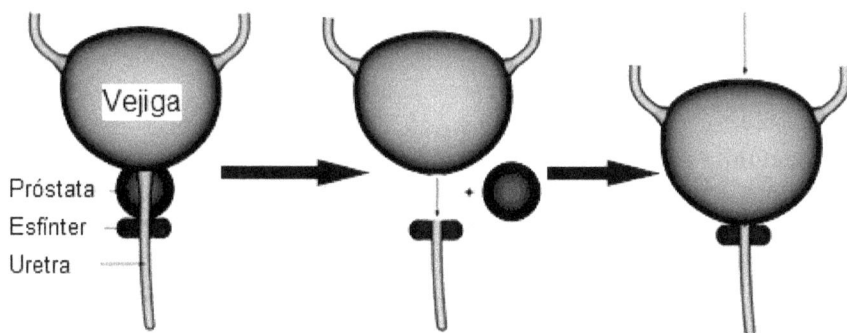

Fig. 6.18. Diagrama de la prostatectomía radical.

Complicaciones:
- Fuga persistente de líquido por los drenajes: enviar una muestra para urea y creatinina y si es orina (no linfa), conseguir un cistograma para determinar el tamaño de la fuga en la unión vesico-uretral.
- Hemorragia: manejo de la forma habitual (transfusión; volver al quirófano si el sangrado persiste o si hay compromiso hemodinámico).
- Obstrucción ureteral: suele ser resultado de un edema de la vejiga, organizar la colocación de nefrostomía percutánea.

- Linfocele: drenar o abrir al peritoneo, donde se absorbe.
- Mal funcionamiento del catéter uretral y pérdida del mismo: después de una semana luego de la cirugía, el paciente puede orinar con éxito. Si se sale antes, se puede intentar reemplazarlo con un catéter de 12 Fr que ha sido bien lubricado. Si esto no funciona, se necesita una evaluación endoscópica. Si el paciente es incapaz de orinar, después del retiro del catéter, se puede colocar un catéter supra-púbico (percutáneo o una cistostomía abierta).
- Fístula fecal: debido a una lesión rectal. Cierre formal por el equipo colo-rectal.
- Estenosis de anastomosis vesico-uretral: se puede intentar una dilatación delicada. Si la estenosis es recurrente, instruir al paciente en auto-dilatación intermitente, en un intento de mantener la estenosis abierta. Si esto no funciona, se puede intentar incisión/resección del cuello de la vejiga.
- Alta probabilidad de impotencia debido al inevitable daño de los nervios erectores. Se debe ofrecer rehabilitación del cuerpo cavernoso. Puede mejorar durante el primero año postoperatorio.
- Infertilidad.
- Incontinencia urinaria: temporal o permanente, que requiere protectores o cirugía posterior. También puede mejorar durante el primero año postoperatorio.
- Problemas anestésicos o cardiovasculares (incluyendo infección pulmonar, embolia pulmonar, ACV, trombosis venosa profunda, isquemia cardíaca).
- Dolor, infección o hernia en el área de la incisión.

m) Cistectomía radical.

Indicaciones: cáncer vesical infiltrante, cáncer de vejiga no músculo-invasivo que no ha logrado responder a la quimioterapia o inmunoterapia intravesical, cáncer recurrente de vejiga post-radioterapia. La cistitis intersticial, incontinencia refractaria o fístulas en raras ocasiones pueden necesitar cistectomía. Fig. 6.19.

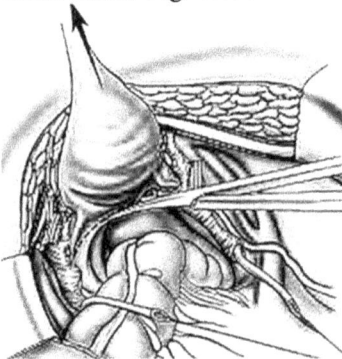

Fig. 6.19. Diagrama de cistectomía.

Combinada con uretrectomía si: múltiples tumores de vejiga, participación de cuello de la vejiga o la uretra.

Complicaciones:
- Hemorragia: un sangrado persistente que no responde a la transfusión debe ser manejado con re-operación.
- Dehiscencia de la herida: requiere re-sutura bajo anestesia general.
- Íleo: común. Por lo general se resuelve espontáneamente en pocos días. Puede necesitar sonda nasogástrica.
- Obstrucción del intestino delgado: continuar la aspiración nasogástrica. La obstrucción por lo general se resuelve espontáneamente. Una re-operación es requerida a veces cuando la obstrucción persiste o cuando existen signos de isquemia intestinal.
- Falla de la anastomosis intestinal: una peritonitis requiere re-operación y reparación de la anastomosis. Fístulas entero-cutáneas: es la fuga del contenido intestinal a través de un tracto fistuloso hacia la piel. Si la fuga es de **bajo volumen** (<500 ml/24 hs), por lo general cierra espontáneamente. La nutrición enteral podrá mantenerse hasta que se cierre la fístula (que por lo general se produce en cuestión de días o unas pocas semanas). Si es de **alto volumen**, el cierre espontáneo es menos probable y una re-operación para cerrar la fístula puede ser necesaria. Siempre involucrar al equipo quirúrgico precozmente.
- Absceso pélvico: exploración quirúrgica de la pelvis para el drenaje del absceso y una inspección cuidadosa para ver si la causa subyacente es una lesión rectal, en cuyo caso se debe realizar una colostomía.
- Disfunción sexual. Se debe ofrecer rehabilitación del cuerpo cavernoso. Puede mejorar durante el primer año postoperatorio.
- Infertilidad.
- Dolor o dificultad con las relaciones sexuales en las mujeres, debido al estrechamiento o acortamiento de la vagina (si conserva) y la necesidad de extirpación del útero y los ovarios.
- Infección o hernia de la incisión.
- Problemas anestésicos o cardiovasculares (incluyendo infección pulmonar, embolia pulmonar, ACV, trombosis venosa profunda, isquemia cardíaca).
- Disminución de la función renal con el tiempo.
- Lesión rectal.
- Intestino más corto, produciendo diarrea y deficiencia de absorción de vitaminas que requiere tratamiento de sustitución.
- Fístula de orina: se debe evaluar a fondo y puede requerir una nueva intervención electiva.
- Estenosis de intestino o de los uréteres.

- La cicatrización con estenosis, o la formación de hernia alrededor de la abertura del estoma, que pueden requerir re-operación.

n) Conducto ileal. Fig. 6.20.
Indicaciones: tras la cistectomía radical, incontinencia persistente para los pacientes en que la cirugía anti-incontinencia ha fallado o no es apropiada.

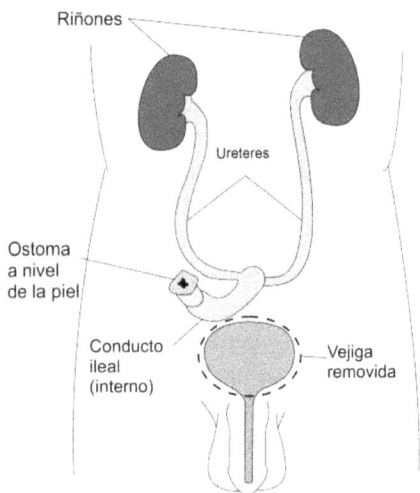

Fig. 6.20. Diagrama de conducto ileal.

Complicaciones:
- Íleo, obstrucción del intestino delgado y fuga de la anastomosis intestinal (como en la cistectomía).
- Fuga a nivel de la anastomosis uretero-ileal: se sospecha con una salida persistente de líquido por el drenaje. Controle la urea. La orina tendrá una concentración de urea y creatinina mayor que el suero. Si el líquido es linfa, la concentración de urea y creatinina será la misma que la del suero. Organizar una radiografía con contraste retrógrado por el conducto. Esto confirmará la fuga. Coloque un pequeño catéter blando, (12 Fr) en el conducto para fomentar el flujo anterógrado de orina y favorecer el cierre de la apertura (dehiscencia) uretero-ileal. Si la fuga continúa, se pueden necesitar nefrostomías de derivación, o doble J anterógrados. De vez en cuando, una fuga uretero-ileal se presentará como un urinoma (esto causa un íleo persistente). La inserción de un drenaje radiológico puede resolverlo.
- Acidosis hiperclorémica: debido a la absorción de orina en el conducto. Puede estar asociada con obstrucción del estoma en su extremo distal o de vaciado poco frecuente de la bolsa colectora. Cateterice el estoma. A largo plazo, el conducto puede tener que ser acortado quirúrgicamente.
- Pielonefritis aguda: debido a la presencia de reflujo combinado con bacteriuria.

- Estenosis del estoma: el extremo distal del estoma (cutáneo) puede estrecharse, generalmente como resultado de la isquemia en la parte distal del conducto. Se requiere cirugía de revisión si esta estenosis causa obstrucción y conduce a infecciones urinarias recurrentes o dilatación del tracto superior.
- Formación de una hernia para-ostomal: alrededor del orificio a través del cual pasa el conducto, a través de la fascia de la pared abdominal anterior. Incidencia del ~30%. Algunas hernias pueden solo controlarse. Las indicaciones para la reparación de una hernia son: obstrucción intestinal, dolor, dificultad para la aplicación de la bolsa o aro de estoma (la distorsión de la piel alrededor del estoma por la hernia puede conducir al desprendimiento frecuente de la bolsa).
- Infecciones urinarias.
- Diarrea debido al intestino más corto.
- Sangrado.
- Infección o hernia de la incisión.
- Estenosis de intestino o los uréteres.
- Disminución de la función renal con el tiempo.

o) Nefrolitotomía percutánea (NLP). Fig. 6.21.
Indicaciones: litiasis renales o del uréter superior > 1,5 cm de diámetro, las litiasis que han fracasado al tratamiento con LEOC (Litotricia Extracorpórea por Ondas de Choque) y/o un intento de ureteroscopía flexible y cálculos coraliformes.

Fig. 6.21. Diagrama de NLP.

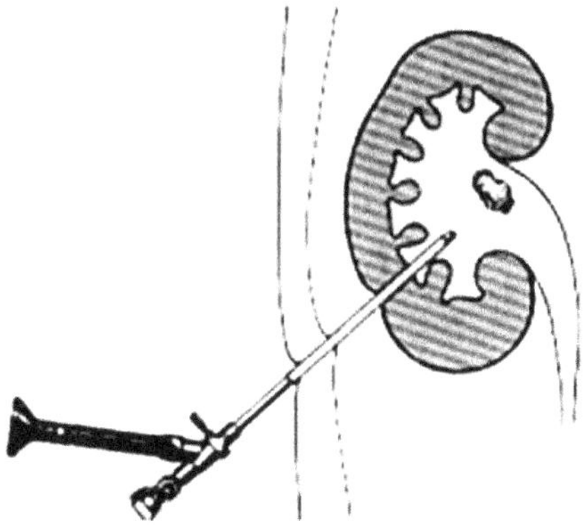

Complicaciones:
- Sangrado: si es persistente y grave: transfusión y embolización, o, en última instancia, extirpación quirúrgica del riñón.
- Septicemia.
- Perforación de colon: buscar peritonitis o contenido fecal alrededor de la nefrostomía.
- Lesión en el hígado o el bazo: buscar peritonitis o shock.

- Lesionen los pulmones y la pleura que lleva a neumotórax o derrame pleural.
- Fístula nefro-cutánea: sobre todo si el uréter está obstruido.
- Litiasis remanentes.
- Absorción de líquido de irrigación hacia la sangre: principalmente intra-operatorio, crea hipervolemia con todas sus consecuencias.

p) Ureteroscopía. Fig. 6.22.
Indicaciones: cálculos, por lo general en el uréter distal o medio que no es probable que se eliminen espontáneamente o están causando molestias significativas, cálculos en el riñón que no se pueden tratar por LEOC. Como una investigación para determinar la causa de hematuria o citología positiva. Manejo endoscópico de carcinoma urotelial del tracto superior.

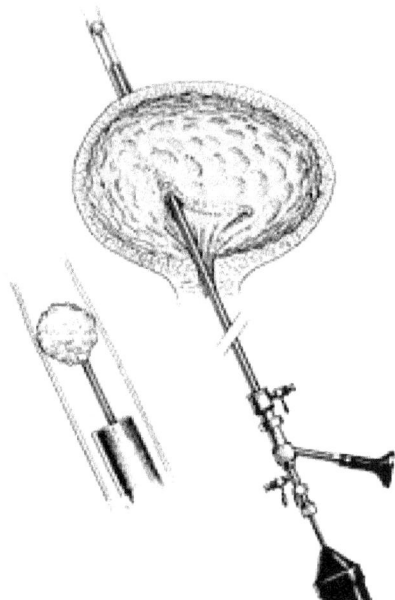

Fig. 6.22. Diagrama de ureteroscopía.

Complicaciones:
- Perforación ureteral o avulsión.
- Ardor leve o sangrado al orinar durante un corto período después de la operación.
- Infecciones urinarias.
- Incapacidad para llegar a la litiasis o la migración de la misma hacia los riñones.
- Lesión renal o infección.
- Dificultad en el avance si el uréter es estrecho.
- Recurrencia o persistencia de cálculos.
- Estenosis ureteral (<3%).

q) Pieloplastia.
Indicaciones: obstrucción de la unión pielo-ureteral. Fig. 6.23.

Complicaciones:
- Hemorragia.
- Fuga urinaria: si no se ha dejado un catéter uretral, cateterice al paciente para minimizar la presión en la vejiga y por lo tanto la posibilidad de reflujo, que podría ser responsable de la fuga.
- Re-estenosis.
- Pielonefritis aguda.
- Neumotórax.
- Problemas anestésicos o cardiovasculares (incluyendo infección pulmonar, embolia pulmonar, ACV, trombosis venosa profunda, isquemia cardíaca).
- Necesidad de extirpar el riñón más adelante.
- Infección, dolor o hernia de la incisión.

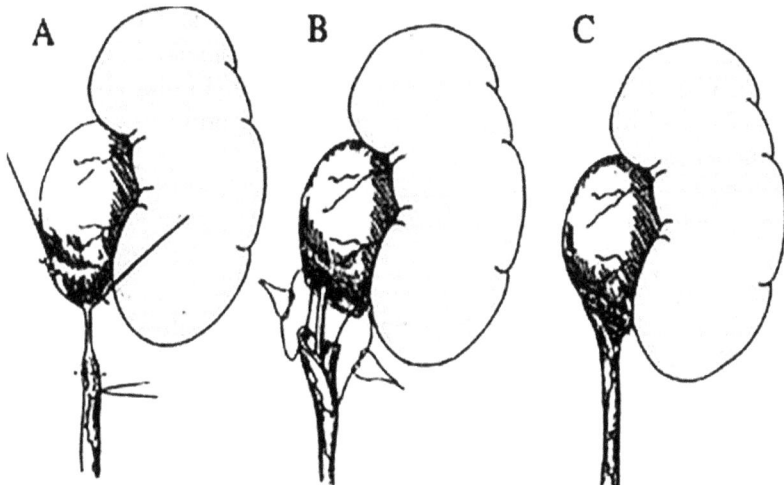

Fig. 6.23. Diagrama de pieloplastia desmembrada (Anderson-Hynes). A: resección de la unión pielo-ureteral estenótica. B: espatulación del uréter. C: anastomosis pielo-ureteral.

r) Exploración escrotal por torsión y orquidopexia.
Indicaciones: sospecha de torsión testicular. Fig. 6.24.

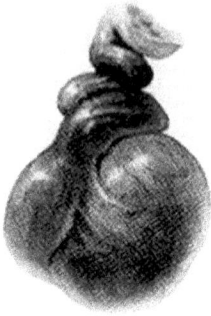

Fig. 6.24. Diagrama de torsión testicular (torsión del cordón espermático).

Complicaciones:
- Hematoma escrotal.
- Posible infección de la incisión, o de los testículos.
- Atrofia testicular.
- Infertilidad.

s) Cistolitolapaxia abierta y cistolitotomía endoscópica.
Para aclarar términos: lithos = piedra (griego), tripsis = frotar o golpear (griego), lapaxis = vaciamiento (griego), tome de temnein = corte (griego). Litotomía y litotricia implican fragmentar la piedra. Litolapaxia implica la eliminación sin fragmentación. Estos términos se utilizan con frecuencia indistintamente.

Indicaciones: cistolitotomía endoscópica: generalmente indicadas para cálculos en la vejiga < 6 cm de diámetro.

Cistolitolapaxia abierta (Fig. 6.25): para los cálculos > 6 cm de diámetro; pacientes con obstrucción uretral que impide el acceso endoscópico adecuado a la vejiga.

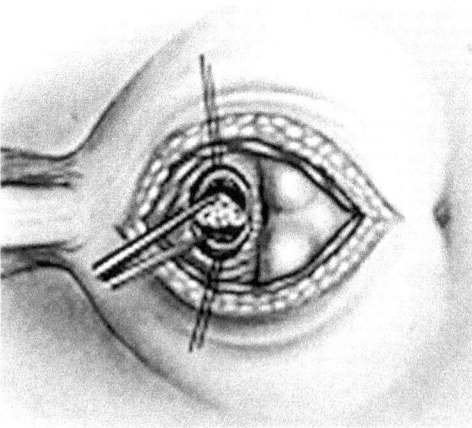

Fig. 6.25. Diagrama de cistolitolapaxia abierta.[1]

Complicaciones:

- Hematuria.
- Septicemia.
- Perforación de la vejiga (con abordaje endoscópico).
- Ardor leve o sangrado al orinar después de la operación.
- Recurrencia de litiasis o cálculos residuales.
- Lesión en la uretra causando estenosis.

t) Cirugía laparoscópica.
Ventajas generales sobre la cirugía abierta: reducción del dolor post-operatorio, cicatrices más pequeñas, menos de alteración de la función intestinal (menos íleo postoperatorio), reducción del tiempo de recuperación, retorno más rápido a las actividades normales de la vida diaria, tiempo de hospitalización reducido, costos generalmente reducidos (cuando todo los aspectos son considerados).

Contraindicaciones generales para la cirugía laparoscópica:
- EPOC grave (uso de CO_2 a presión para la insuflación).
- Coagulopatía no corregible, ya que las maniobras para asegurar la hemostasis pueden ser más lentas o más difíciles de implementar.
- Infección de la pared abdominal.
- Hemoperitoneo significativo.
- Peritonitis generalizada.
- Ascitis maligna.
- Órganos infectados, ya que la presión adicional aumenta la bacteriemia.

Complicaciones:
- Embolia gaseosa (potencialmente mortal). Evitar abrir venas.
- Hipercapnia. Usar presiones bajas de insuflación.
- Enfisema subcutáneo. Generalmente transitorio.
- Neumotórax (lesión diafragmática), pneumo-mediastino y pneumo-pericardio.
- Durante el acceso puede haber lesión de intestino, vasos, pared abdominal anterior y otras vísceras. Use abordaje abierto.
- Después de la operación, el intestino puede quedar atrapado en las incisiones de los trocares (hernia incisional) o puede haber sangrado en ese punto.
- Dolor del hombro (irritación del diafragma). Transitorio.
- Distensión abdominal temporal. Íleo.
- Infección o dolor de la incisión. Infiltrar con anestesia local.
- Hemorragia. Control del lecho a baja presión de insuflación y buena PA.
- Conversión a cirugía abierta. Por complicaciones o dificultades técnicas.

- Daño a órganos o vasos sanguíneos reconocido (y no reconocido) que requieren corrección.
- Problemas anestésicos o cardiovasculares (incluyendo infección pulmonar, embolia pulmonar, ACV, trombosis venosa profunda, isquemia cardíaca).

Muchas de las complicaciones de la laparoscopia son evitables con un acceso retro- (lumboscópico) o sub-peritoneal.

u) Biopsia de próstata. Fig. 6.26.
Indicaciones: nivel de PSA alto para la edad (confirmado), y/o un tacto rectal sospechoso. Biopsias previas que muestran PIN (neoplasia intra-epitelial prostática) o ASAP (proliferación de acinos pequeños atípicos). Biopsias previas normales, pero aumento del PSA o TR sospechoso.

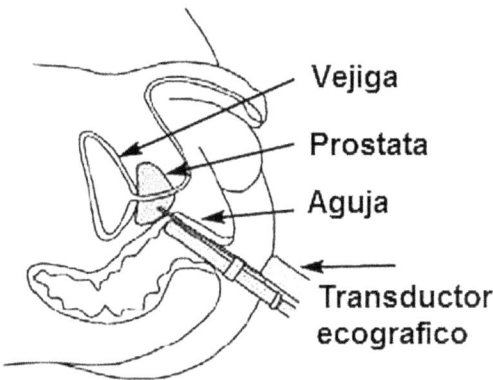

Vejiga

Prostata

Aguja

Transductor ecografico

Fig. 6.26. Diagrama de la biopsia de próstata transrectal.

Complicaciones	%
Hematospermia	37.4
Hematuria > 1 día	14.5
Sangrado rectal < 2 días	2.2
Prostatitis	1.0
Septicemia	0.8
Epididimitis	0.7
Sangrado rectal > 2 días ± requiere intervención quirúrgica	0.7
Retención urinaria	0.2
Otras complicaciones que requieren hospitalización	0.3

Si se detecta una infección sistémica, reanimar al paciente, escalar a cuidados intensivos si es necesario, y dar antibióticos i/v, incluyendo: Gentamicina, Metronidazol y Penicilina. No pierda el tiempo, y tenga la gentileza de informar al equipo que realizó el procedimiento. Esta complicación es muy rara con la biopsia transperineal (eco-dirigida).

Referencias.

1. Anticoagulation and Antiplatelet Therapy in Urologic Practice: ICUD and AUA Review Paper. American Urological Association. https://www.auanet.org/common/pdf/education/clinical-guidance/Anticoagulation-Antiplatelet-Therapy.pdf. On 02/04/2016.
2. The Geko™ electro-stimulation device for venous thromboembolism prophylaxis: a NICE medical technology guidance. Summers JA, Clinch J, Radhakrishnan M, Healy A, McMillan V, Morris E, Rua T, Ofuya M, Wang Y, Dimmock PW, Lewis C, Peacock JL, Keevil SF. Appl Health Econ Health Policy. 2015 Apr; 13(2): 135-47.
3. The effectiveness of a novel neuromuscular electrostimulation method versus intermittent pneumatic compression in enhancing lower limb blood flow. Jawad H, Bain DS, Dawson H, Crawford K, Johnston A, Tucker A. J Vasc Surg Venous Lymphat Disord. 2014 Apr; 2(2): 160-5.
4. Reporting and grading of complications after urologic surgical procedures: an ad hoc EAU guidelines panel assessment and recommendations. Mitropoulos D, Artibani W, Graefen M, Remzi M, Rouprêt M, Truss M; Asociación Europea de Urología. Actas Urol Esp. 2013 Jan; 37(1):1-11.
5. Patient Information Leaflets. The British Association of Urological Surgeons. http://www.baus.org.uk/patients/information_leaflets/. On 02/04/2016.
6. Classification of surgical complications: a new proposal with evaluation in a cohort of 6336 patients and results of a survey. Dindo D, Demartines N, Clavien PA. Ann Surg. 2004 Aug; 240(2): 205-13.
7. Best practice policy statement on urologic surgery antimicrobial prophylaxis. American Urological Association. https://www.auanet.org/common/pdf/education/clinical-guidance/Antimicrobial-Prophylaxis.pdf. On 02/04/2016.
8. Peritoneal approach to prosthetic mesh repair of paraostomy hernias. Sugarbaker PH. Ann Surg. 1985 Mar; 201(3): 344-6.

6.3. Rechazo agudo en trasplante renal.

E Eguiluz y J Clavijo.

Introducción.

El trasplante renal es el mejor tratamiento en los pacientes con insuficiencia renal crónica en etapa terminal y mejora la calidad de vida así como el pronóstico de estos pacientes.

El rechazo agudo es una de las posibles complicaciones del trasplante y se produce por las diferencias genéticas entre el donante y el receptor así como otros factores predisponentes como el tiempo de isquemia.

Los nuevos inmunosupresores obtienen una eficacia que ha llevado a que esta complicación solo se vea en aproximadamente un 10 - 20 % de los pacientes trasplantados. La importancia de poder realizar el diagnostico precoz de rechazo radica en que este precede al rechazo crónico y la posibilidad de fracaso del injerto.

Etiología.
- Rechazos celulares mediados por células T.
- Rechazos humorales agudos mediados por anticuerpos.
- Rechazos subclínicos que se evidencian en pacientes que se realizó una biopsia.

Es necesario un conocimiento detallado de los mecanismos inmunológicos básicos del rechazo para poder actuar de manera estratégica sobre los distintos componentes de la respuesta de rechazo y poder así alcanzar una eficacia máxima con toxicidad mínima.

Clasificación.

Rechazo Hiperagudo: Se produce casi inmediatamente después de la anastomosis vascular. Es mediado por anticuerpos preformados anti-HLA o anticuerpos anti-AB (grupo sanguíneo). Muy infrecuente. Lleva a la pérdida del implante.

Rechazo Agudo: Mucho más frecuente. Generalmente luego del día 5 y antes de los 3 – 6 meses.

Diagnóstico.
- Disminución de la diuresis
- Molestia generalizada, símil síndrome de impregnación viral.
- Dolor o inflamación en la zona del órgano.

• Fiebre.

Tratamiento.
Médico.
Para disminuir el riesgo de esta complicación se aplica la terapia inmunosupresora y de esta forma controlar la respuesta inmunológica del receptor contra el órgano trasplantado. Esto lo realiza el equipo nefrológico que habitualmente sigue al receptor luego del trasplante.

Se recomienda una biopsia antes de tratar el rechazo agudo a menos que la biopsia retrase considerablemente el tratamiento.
Implica la utilización de fármacos para la inhibición máxima de la respuesta inmunitaria durante la fase de inducción inicial y de mantenimiento. Los protocolos de inmunosupresión incluyen inhibidores de la calcineurina (Ciclosporina A o Tacrolimus), corticoides e inhibidores de la síntesis de nucleótidos (Azatioprina o Mofetil Micofenolato). Estas drogas constituyen la base de la mayor parte de los protocolos utilizados actualmente.

Trasplantectomía.
Es de fundamental importancia reconocer que pacientes trasplantados y en el contexto de un rechazo agudo tendrán que ser tratados mediante una trasplantectomía.

Estos pacientes pueden presentar un síndrome de intolerancia inmunológica caracterizado clínicamente por fiebre, sin proceso infeccioso de base, hematuria, dolor y aumento del tamaño del injerto. Esta situación, así como la pérdida precoz del injerto, constituye una indicación clara de Trasplantectomía o embolización, según los casos.

Referencias.
1. Predicción de riesgo de rechazo agudo en pacientes con trasplante renal. López M. A., Porta B., Jiménez Torres N.V., Pallardó L. Hospital Universitario Doctor Peset, Valencia, España 2009.
2. Trasplantectomía tras fallo del injerto renal. Antón-Pérez G., Gallego-Samper R., Marrero-Robayna S., Henríquez-Palop F., Rodríguez-Pérez J.C. Nefrología (Madrid) vol.32 no.5.2012.
3. Rejection of the kidney allograft. Nankivell BJ, Alexander SI. N Engl J Med. 2010 Oct 7; 363(15): 1451-62.
4. Endorsement of the Kidney Disease Improving Global Outcomes (KDIGO) guidelines on kidney transplantation: a European Renal Best Practice (ERBP) position statement. Heemann U, Abramowicz D, Spasovski G, Vanholder R. Nephrol Dial Transplant. 2011 Jul; 26(7): 2099-106.
5. EAU guidelines on renal transplantation. Kälble T, Lucan M, Nicita G, Sells R, Burgos Revilla FJ, Wiesel M. Eur Urol. 2005 Feb; 47(2): 156-66.

CAPÍTULO 7. Emergencias reno-vasculares.

7.1. Enfermedad embólica renal.

J Clavijo.

Definición.
Es la oclusión de la arteria renal o sus ramas por émbolos. Junto con la estenosis y trombosis local son las causas más frecuentes de obstrucción e isquemia. La isquemia segmentaria lleva a la necrosis isquémica del sector afectado con la consecuente pérdida de la función renal en esa área.

Etiología.
Las causas más frecuentes de émbolos son la fibrilación auricular, endocarditis bacteriana, otras valvulopatías, cardiopatía isquémica y cardiomiopatía dilatada. También las enfermedades de la aorta y arteria renal pueden generar émbolos producidos en áreas de endotelio anormal (aterosclerosis, trombosis de un bypass arterial, disección arterial, aneurisma, arteritis, trombosis aso-ciada con una hiper-coagulabilidad, trauma arterial, compresión de la arteria). Procedimientos o estudios endovasculares.

Es más frecuente la oclusión de la arteria renal izquierda.

Diagnóstico.
Historia: presentación clínica variable e inespecífica. Dolor lumbar o abdo-minal, agudo e intenso o cólico, unilateral y persistente. Náuseas o vómitos, fiebre, presión arterial elevada. Dispepsia. Hematuria. Antecedentes: cardio-vasculares. Embolias en otros órganos. Síndromes de hiper-coagulabilidad y enfermedades neoplásicas. Medicaciones: antiagregantes y anticoagulantes.

Examen: descartar embolias de miembros y otros órganos. Descartar cuadro febril. Examen cardiovascular completo: buscar fibrilación auricular y soplos (endocarditis).

Investigaciones:
Sangre: crasis completa. Hemocultivo si está febril. Hemograma. Función renal y hepática incluyendo LDH que estará elevada.

Imagen: angio TC renal, donde se aprecia la zona isquémica con una típica distribución triangular correspondiente a la vasculatura ocluida. Fig. 7.1. Alternativamente RMN.

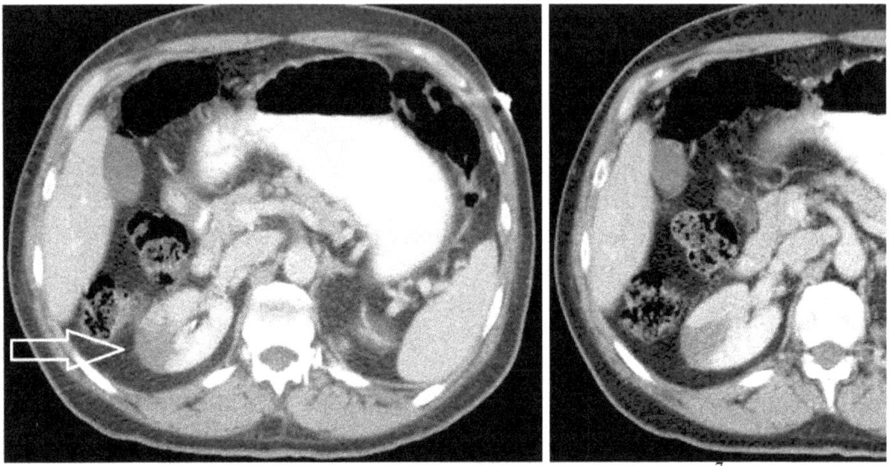

Fig. 7.1. CT con embolia e infarto renal derecho[7].

La arteriografía es también diagnóstica y permite el acceso a la trombolisis local directa. Fig. 7.2.

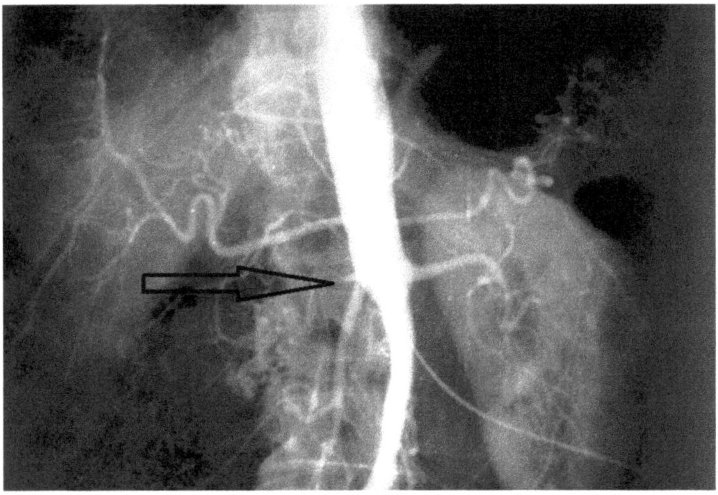

Fig. 7.2. Angiografía con exclusión de arteria renal derecha.

Ecocardiograma para valorar fuente embólica. Fig. 7.3.

Otras: orina y urocultivo. ECG.

Tratamiento.
Médico.

---

[7] Gentileza de LearningRadiology.com (publicado con permiso).

Contacte urgentemente a un equipo cardiológico y de radiología invasiva para el diagnóstico y tratamiento del foco y la trombolisis in situ. Se deberá anticoagular al paciente, iniciando heparina para prevenir más embolismos. La trombolisis in situ tiene mejores resultados en las primeras 3 horas luego de la embolia (inicio del dolor). Al igual que la torsión de testículo, esta es una emergencia isquémica.

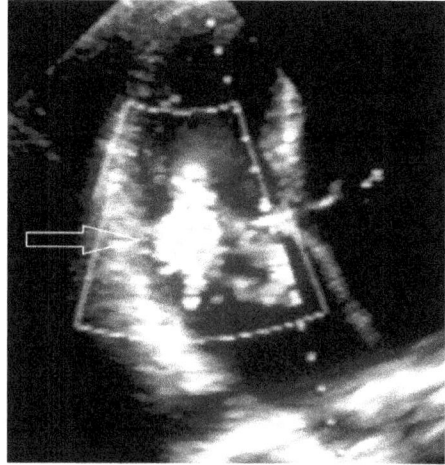

Fig. 7.3. Ecocardiograma mostrando endocarditis.

Una consulta nefrológica es prudente y necesaria si hay compromiso de la función renal.

Quirúrgico.
Es raro necesitar la nefrectomía, y menos en agudo. La remoción quirúrgica del embolo tiene resultados comparables a la trombolisis pero mayor morbimortalidad.

Complicaciones y efectos secundarios.
Si el capital nefronal del paciente está comprometido, o la función del mismo, la pérdida de un sector renal puede llevar a la insuficiencia renal de distintos grados. La mortalidad a los 30 días llega al 11,4%.

Resultados.
Dependerán de la reserva funcional renal y de la extensión de la zona infartada. La misma depende de la respuesta al tratamiento.

Referencias.
1. The clinical spectrum of acute renal infarction. Korzets Z, Plotkin E, Bernheim J, Zissin R. Isr Med Assoc J. 2002 Oct; 4(10): 781-4.
2. Acute renal artery embolism: a case report and brief literature review. Robinson S, Nichols D, Macleod A, Duncan J. Ann Vasc Surg. 2008 Jan; 22(1): 145-7.

3. Fallo renal agudo por embolia en arteria renal. Blasco Patiño F, Gómez Moreno J, Román García F, Martínez López de Letona J, Moar Martínez C. An Med Interna. 2002 Apr; 19(4): 210-2.

4. The significance of clinical features in the prognosis of acute renal infarction: single center experience. Rhee H, Song SH, Won Lee D, Lee SB, Kwak IS, Seong EY. Clin Exp Nephrol. 2012 Aug; 16(4): 611-6.

5. Renal artery embolism: a case report and review. Kansal S, Feldman M, Cooksey S, Patel S. J Gen Intern Med. 2008 May; 23(5):644-7.

6. Renal artery occlusion. Wright MP, Persad RA, Cranston DW. BJU Int. 2001 Jan;87(1):9-12.

7. Local thrombolytic treatment for renal arterial embolism. Glück G, Croitoru M, Deleanu D, Platon P. Eur Urol. 2000 Sep; 38(3): 339-43.

8. Renal infarction in bacterial endocarditis diagnosed by computed tomography. Berliner L, Redmond P, DeBlasi J. Urol Radiol. 1982; 4(4): 231-3.

7.2. Trombosis de la vena renal.

J Clavijo.

Definición.
Es la oclusión de la vena renal o sus ramas por trombos. Junto con la estenosis (venas retro-aórticas, pinza aorto-mesentérica) son las causas más frecuentes de obstrucción y aumento de presión venosa renal. Esta produce edema renal, posiblemente síndrome nefrótico, circulación colateral entre otras alteraciones.

Etiología.
Trombosis de vena cava, síndrome nefrótico, hipovolemia, hiper-coagulabilidad, tumores renales y trauma.

Causas de trombosis de la vena renal (tríada de Virchow):
1. Daño endotelial: trauma directo, trauma durante venografía, trasplante renal, infiltración por tumor, rechazo agudo, vasculitis, homocistinuria.
2. Estasis: pérdidas de volumen graves, hemorragia, deshidratación, post trasplante, tumores retroperitoneales primarios con compresión de la vena renal, cruces vasculares.
3. Hiper-coagulabilidad: síndrome nefrótico, glomerulonefritis membranosa, glomerulonefritis membrano-proliferativa, glomérulo-esclerosis focal y segmentaria, sepsis, puerperio, neoplasia diseminada, anticonceptivos orales, factor V Leiden (resistencia a la proteína C activada), mutación del gen de protrombina, deficiencia de Proteína S, deficiencia de Proteína C, deficiencia de anti-trombina, síndrome anti-fosfolipídico, lupus eritematoso sistémico, enfermedad de Behcet, nefropatía asociada con el SIDA.

Clasificación.
* Aguda, puede ser sintomática.
* Gradual en general asintomática por la circulación colateral compensatoria.

Diagnóstico.
Historia: hematuria, dolor lumbar, masa palpable (en los neonatos), y disminución de la función renal del riñón comprometido. Sin embargo, esta es la presentación de la trombosis aguda, la cual es bastante infrecuente. Muy a menudo, la trombosis de la vena renal es insidiosa en su inicio y completamente asintomática. Antecedentes: cualquier causa de hiper-coagulabilidad. Procedimientos endovasculares. Medicaciones: anticoagulantes y antiagregantes.

Examen: buscar factores predisponentes. Circulación colateral. Renomegalia.

Investigaciones:
Sangre: hemograma y crasis. Función renal y hepática.

Imagen: ecografía. Investigación inicial de elección. Aumento del tamaño renal acompañado por una disminución en la ecogenicidad (debido a edema) durante la fase aguda. Ausencia de flujo sanguíneo en los vasos renales afectados.

TC que es diagnostica y evalúa la extensión del trombo. Fig. 7.4.

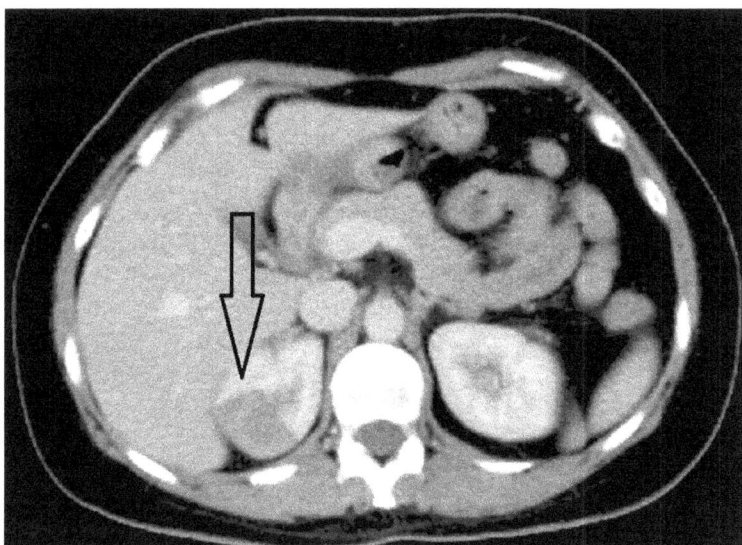

Fig. 7.4. TAC muestra trombosis de vena renal derecha segmentaria.[8]

RMN es el estudio más sensible y específico para el diagnóstico y valoración de la extensión del trombo, así como de la circulación colateral. Fig. 7.5.

Otras: orina y urocultivo.

Tratamiento.
Médico.
Independientemente de la etiología, la anticoagulación con heparina es el pilar del tratamiento de la trombosis aguda de la vena renal.

---

[8] Gentileza del Dr. Z Ansari. www.radiopaedia.org.

La terapia trombolítica que consiste en la infusión por catéter en la vena renal afectada ofrece una alternativa atractiva para pacientes seleccionados con trombosis aguda de la vena renal. Sólo se considera en pacientes con inicio agudo de los síntomas y disfunción renal, en los cuales no hay contra-indicación de usar agentes trombolíticos sistémicos.

Fig. 7.5. RMN con trombosis de vena renal derecha extendida a la vena cava. Renomegalia.

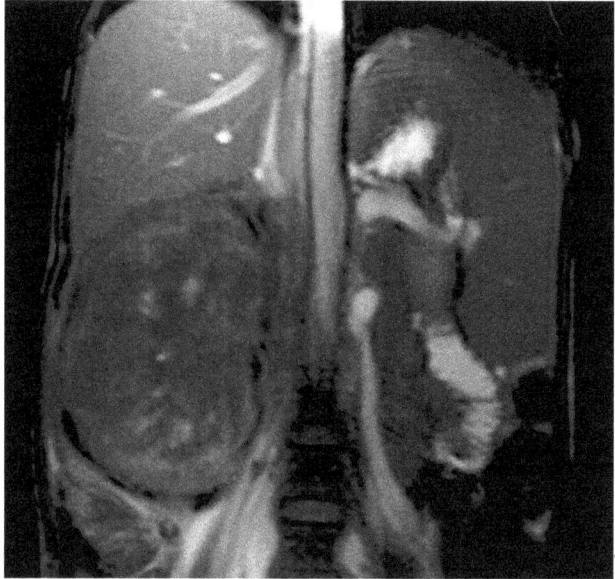

Indicaciones de trombectomía/trombolisis: fracaso del tratamiento con anti-coagulación adecuada, aparición de complicaciones (embolia pulmonar), trombosis bilateral, insuficiencia renal aguda (en riñón único), extensión a la vena cava inferior, contraindicación para el tratamiento anticoagulante sistémico, trasplante renal, dolor persistente severo.

Quirúrgico.
La trombectomía no da un resultado terapéutico dramático. Debería consi-derarse sólo en el raro caso de trombosis bilaterales y falla renal que no han respondido a la anticoagulación. Es de destacar que la cirugía no impide la recurrencia de la trombosis.

Tratamiento electivo de la causa especifica que predispuso a la trombosis.

Complicaciones y efectos secundarios.
La progresión de la trombosis puede avanzar a la vena cava y causar un TEP y muerte. La trombosis bilateral puede producir falla renal e hipertensión.

---

[9] Gentileza del Dr. P Jha. www.radiopaedia.org.

Resultados.
Son proporcionales a la respuesta a la anticoagulación.

Factores pronósticos en trombosis renal: función renal basal al inicio, estado del riñón contralateral y su vasculatura, velocidad de aparición de la trombosis, desarrollo de venas colaterales adecuadas, tratamiento adecuado, severidad y progreso de enfermedad original.

Referencias.
1. Successful treatment of acute inferior vena cava and unilateral renal vein thrombosis by local infusion of recombinant tissue plasminogen activator. Lam KK, Lui CC. Am J Kidney Dis. 1998 Dec; 32(6): 1075-9.
2. Renal vein occlusion: diagnosis and treatment. Witz M, Korzets Z. Isr Med Assoc J. 2007 May; 9(5): 402-5.
3. Renal vein thrombosis. Asghar M, Ahmed K, Shah SS, Siddique MK, Dasgupta P, Khan MS. Eur J Vasc Endovasc Surg. 2007 Aug; 34(2): 217-23.

7.3. Hematoma retroperitoneal espontáneo.

J Rozanec y J Clavijo.

Definición.
Es la colección espontánea de sangre o coágulos en el espacio retroperitoneal en ausencia de un trauma significativo.

Etiología.
Esta es una condición rara. Las causas más comunes son un aneurisma de aorta abdominal roto (disección) y sangrado espontáneo de tumores renales (síndrome de Wunderlich), principalmente de los carcinomas de células renales (CCR) y angiomiolipomas (AML). Más raramente tumores suprarrenales, aneurismas de arteria renal rotos, arteritis, malformaciones arteriovenosas congénitas, quistes rotos, fístulas uretero arterial y trastornos de la coagulación.

Clasificación.
Según el órgano de origen (renal, vascular y suprarrenal).

Diagnóstico.
Historia: la presentación puede ser insidiosa y desorientadora. Se puede presentar con compromiso hemodinámico, dolor lumbar o masa palpable o una combinación de estos. También se puede encontrar en la evaluación radiológica de síntomas no específicos (TC, Ecografía). Antecedentes: aneurisma de aorta abdominal (AAA), problemas urológicos, hematuria. Esclerosis tuberosa, donde los AMLs tienden a ser más grandes y más frágiles. Von Recklinghausen, por feocromocitomas. Trastornos de sangrado. Embarazo. Radioterapia. AML o CCR en vigilancia activa. Historia medicamentosa: anticoagulantes, anti-plaquetarios.

Examen: masa palpable en el flanco. Hematuria. Dolor lumbar. Insuficiencia suprarrenal (crisis de Addison).

Investigaciones:
Sangre: hemograma, coagulación, función renal. Clasificación de grupo de sangre y prueba cruzada. VES, PCR, glucosa, amilasa, calcio.

Imagen: TAC. Fig. 7.6-7.

La angiografía de urgencia tiene utilidad diagnóstica y eventualmente terapéutica, sobre todo si se sospecha un origen arterial del sangrado y si la embolización es considerada como posible tratamiento (comorbilidades

179

significativas). La embolización puede estabilizar al paciente y permitir la preservación renal en casos seleccionados. Fig. 7.8.

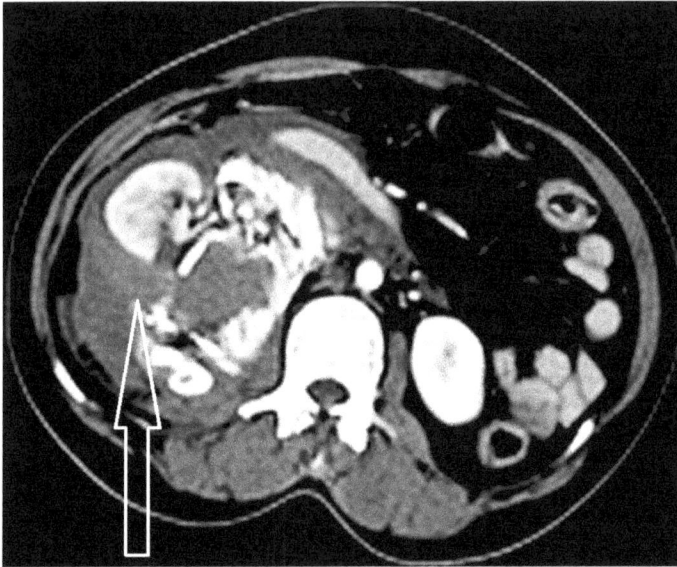

Fig. 7.6. Hematoma retroperitoneal derecho. TC.

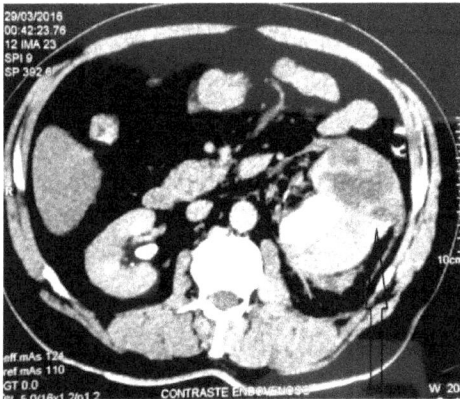

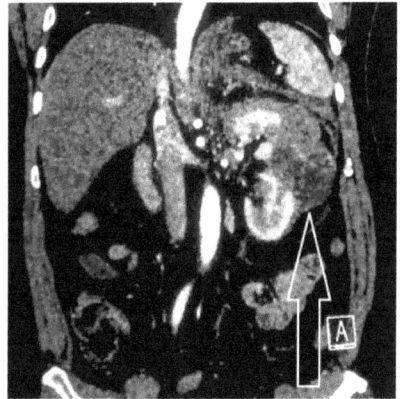

Fig. 7.7 A y B. TC de hematoma retroperitoneal izquierdo. Rotura de tumor renal.

Otros: prueba de embarazo en orina.

Tratamiento.
Médico.
Se diagnostica y maneja de forma similar a un traumatismo cerrado renal (ver capitulo). Los protocolos de reanimación y trauma se aplican como de costumbre.

180

Fig. 7.8.
Angiografía
renal.

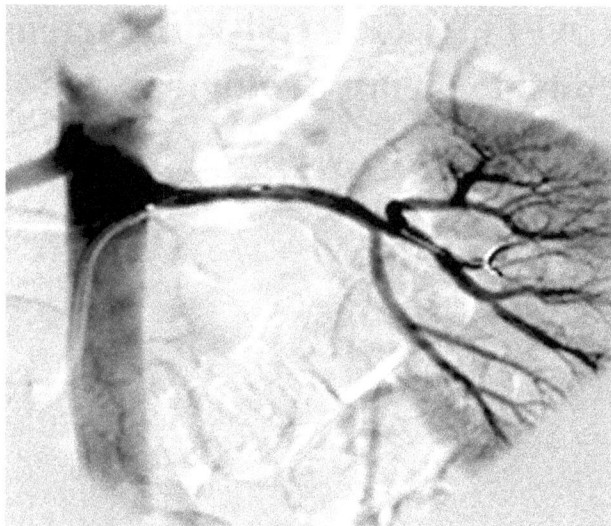

Quirúrgico.
Una vez que el paciente está estable y el hematoma se reabsorbe, la condición subyacente (causa) puede ser manejada de forma electiva en la forma habitual.

Sólo explorar si el paciente se deteriora rápidamente, a pesar de la reanimación adecuada. En las hemorragias de la aorta o la ilíaca, la participación temprana de un cirujano vascular es vital.

Complicaciones y efectos secundarios.
Hipovolemia y shock agudo. Tardías: fibrosis retroperitoneal, riñón de Page (fibrosis peri-renal que produce hipertensión).

Resultados.
Estos dependerán de la respuesta a la reanimación y tratamiento definitivo de cada patología causal.

Referencias.
1. Hemorragia retroperitoneal espontánea de origen renal (síndrome de Wunderlich): análisis de 8 casos. Molina Escudero R, Castillo O. Arch esp urol. 2013. 66 (10): 925-929.
2. Retroperitoneal and upper tract haemorrhage. Rajpurkar AD, Santucci RA. In: Urological Emergencies. A practical Guide. ISBN 1-58829-256-8. p 181.
3. European Association of Urology Guidelines. www.uroweb.org.
4. Imaging of renal trauma: a comprehensive review. Kawashima A, Sandler CM, Corl FM, West OC, Tamm EP, Fishman EK, Goldman SM. Radiographics. 2001. May-Jun; 21(3):557-74.

CAPÍTULO 8. Crisis hipertensivas de consideración urológica.

8.1. Crisis hipertensivas por feocromocitomas.

J Clavijo.

Definición.
Es la hipertensión arterial (> 140/90 mmHg) paroxística secundaria a la liberación de catecolaminas por un feocromocitoma y sus síntomas asociados.

Etiología.
Los feocromocitomas son tumores neuro-endócrinos de la médula suprarrenal. Pueden tener localizaciones extra-adrenales (para-gangliomas, Zuckerkandl, 10%). Producen catecolaminas, siendo la adrenalina la más frecuente. La misma pasa a la circulación por maniobras de hipertensión intra-abdominal o en forma espontánea. Produce hipertensión severa de duración variable. 90% son benignos.

Diagnóstico.
Historia: cefaleas, nerviosismo, rubor, sudoración, irritabilidad. Antecedentes: HTA mal controlada o atípica. Medicaciones: anti-hipertensivos.

Examen: presión arterial, complicaciones (ACV, isquemia cardíaca).

Investigaciones:
Sangre: función renal y hepática. Hemograma.

Imagen: en forma electiva TC con contraste o RMN. Fig. 8.1.

Otras: metanefrinas en orina son diagnósticas, con alta sensibilidad y especificidad.

Emergencias en feocromocitoma.
- Multi-sistémicas: falla multiorgánica, temperatura ≥40°C, hipertensión y/o hipotensión.
- Cardiovasculares: crisis hipertensiva (por esfuerzos, medicación o anestésica). Shock. Insuficiencia cardiaca. Isquemia cardíaca. Arritmias. Cardiomiopatías. Aneurisma de aorta. Isquemia periférica. TVP.
- Pulmonares: edema agudo de pulmón.
- Abdominales: sangrado digestivo. Íleo. Perforación digestiva. Isquemia mesentérica.
- Neurológicas: hemiplejia. Convulsiones.
- Renales: insuficiencia renal aguda. Hematuria.
- Metabólicas: cetoacidosis diabética. Acidosis láctica.

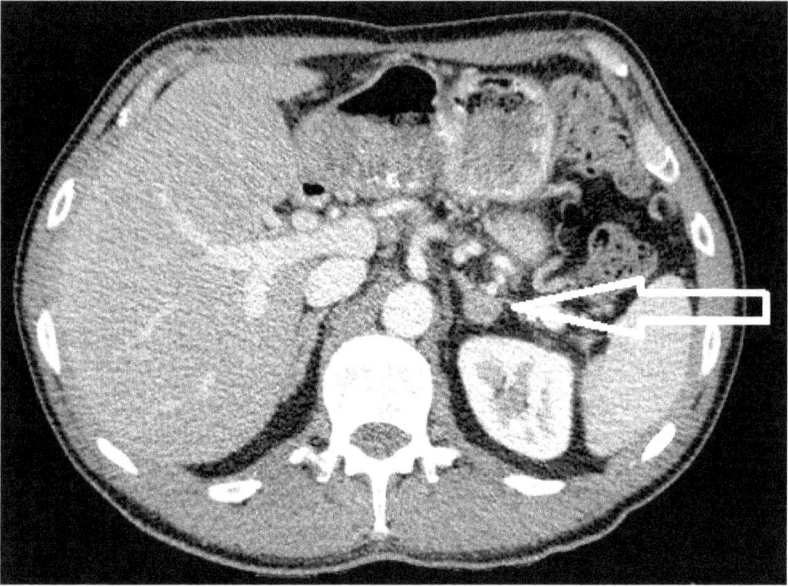

Fig. 8.1. Vista coronal de TC. Flecha indica glándula adrenal aumentada de tamaño.

Tratamiento.
Médico.
Normalizar la presión arterial de inmediato. Los agentes más comúnmente utilizados son Nifedipina y Nitratos (por ejemplo, Nitroglicerina). La Nifedipina debe ser en la forma de liberación inmediata; morder y tragar es el método preferido de administración del medicamento, no la administración sublingual.

Una vez que el paciente se estabiliza, comenzar manejo médico preoperatorio para prevenir futuras crisis y complicaciones intra-operatorias. Esto incluye una alfa bloqueante (Doxazosina 4 mg/día v/o inicialmente). El paciente se evalúa al quinto día donde se agrega un betabloqueante (Atenolol 50-100 mg/día v/o).

Quirúrgico.
Es el tratamiento curativo y se hace habitualmente en forma electiva mediante la adrenalectomía (laparoscópica en tumores chicos y por urólogos con experiencia).

Complicaciones y efectos secundarios.
Las complicaciones asociadas resultan de la hipertensión periférica grave e incluyen hemorragia retiniana y/o cerebral, infarto de miocardio, y convulsiones.

Resultados.

Si la operación electiva logra remover todo el tejido cromafín anormal, la presión vuelve a niveles normales.

Referencias.

1. Diabetic and endocrine emergencies. Kearney T, Dang C. Postgrad Med J. 2007 Feb; 83(976): 79-86.
2. Undiagnosed phaeochromocytoma: the anesthesiologist nightmare. Myklejord DJ. Clin Med Res. 2004 Feb; 2(1): 59-62.
3. Phaeochromocytoma: a catecholamine and oxidative stress disorder. Pacak K. Endocr Regul. 2011 Apr; 45(2): 65-90.
4. Phaeochromocytoma. Foo M, Burton BJ, Ahmed R. Br J Hosp Med. 1995 Oct 4-17; 54(7): 318-21.
5. Hypertensive emergency due to phaeochromocytoma crisis complicated with refractory hemodynamic collapse. Hayıroğlu Mİ, Yıldırımtürk Ö, Bozbay M, Eren M, Pehlivanoğlu S. Turk Kardiyol Dern Ars. 2015 Dec; 43(8): 727-9.
6. Emergency resection of an extra-adrenal phaeochromocytoma: wrong or right? A case report and a review of literature. Bos JC, Toorians AW, van Mourik JC, van Schijndel RJ. Neth J Med. 2003 Aug; 61(8): 258-65.

8.2. Disreflexia autonómica.

F Craviotto, C Villa, T Rosenbaum y J Clavijo.

Definición.
La disreflexia autonómica (DA) es una respuesta refleja autonómica adrenérgica masiva no regulada en pacientes con lesión de la médula espinal (LME) por encima del nivel simpático (T5-T6).

Es una emergencia en pacientes con vejiga neurógena, caracterizada por una elevación súbita de la presión arterial.

Etiología.
Un estímulo sensorial (generalmente no percibido debido a la lesión neurológica) por lo general de la vejiga o el intestino, produce en la médula espinal un reflejo con respuesta de liberación simpática. Esto conduce a la vasoconstricción periférica e hipertensión consecuente. Los baro-receptores en las arterias carótidas detectan la hipertensión. El cerebro reacciona mediante la reducción de la frecuencia cardiaca a través del sistema parasimpático (tan abajo como puede ir debido a la LME). Esta bradicardia es insuficiente para bajar la presión y la hipertensión continúa. La respuesta autonómica simpática prevalece por debajo del nivel de la LME, y la respuesta autonómica parasimpática prevalece por encima de ella.

La frecuencia es 48 a 90% de todas las personas que sufren lesiones en T6 y superiores. La DA se produce durante el parto en aproximadamente dos tercios de las mujeres embarazadas con LME por encima del nivel T6.

Diagnóstico.
El diagnóstico es clínico.

Historia: cualquier estímulo por debajo del nivel de la lesión de la médula puede causar un episodio de DA (el dolor y otras sensaciones están, evidentemente, abolidas debajo de ese nivel cuando la lesión es completa).

Factores desencadenantes a buscar:
- Distensión vesical
- Infección del tracto urinario
- Cistoscopía
- Urodinamia
- Disinergia detrusor-esfínter
- Epididimitis o compresión escrotal
- Distensión intestinal
- Fecaloma

CAPÍTULO 8. Crisis hipertensivas de consideración urológica.

- Cálculos biliares
- Úlceras gástricas o gastritis
- Estudios invasivos
- Hemorroides
- Irritación gastro-cólica
- Apendicitis u otra patología abdominal
- Menstruación
- Embarazo (sobre todo trabajo de parto)
- Vaginitis
- Relaciones sexuales
- Eyaculación
- Trombosis venosa profunda
- Embolia pulmonar
- Úlceras de decúbito
- Uña encarnada
- Quemaduras o quemaduras solares
- Picaduras de insectos
- Contacto con objetos duros o afilados
- Variaciones de temperatura
- Ropa, zapatos, o aparatos apretados o ajustados
- Fracturas u otros traumatismos
- Procedimientos quirúrgicos o diagnósticos
- Dolor

Síntomas:
a) Sudoración profusa, especialmente en la cara, el cuello y los hombros.
b) Pilo erección (piel de gallina).
c) Es frecuente el rubor cutáneo, especialmente en la cara, el cuello y los hombros.
d) Visión borrosa y manchas en el campo visual (escotomas).
e) Congestión nasal.
f) Cefaleas.

Antecedentes personales: episodios previos de DA. Problemas médicos en curso, como los mencionados previamente.

Examen: repentino aumento significativo de la presión arterial sistólica y diastólica.
a) Abdomen: buscar distensión de la vejiga, distensión abdominal, úlceras de decúbito y signos de abdomen agudo (rigidez y defensa).
b) TR fecaloma y hemorroides.
c) Genitales externos: epididimitis, compresión escrotal, orina turbia o fétida sugerente de infección del tracto urinario.
d) TV: menstruación, embarazo, vaginitis.

e) Miembros inferiores: trombosis venosa profunda, úlceras de decúbito, periungueítis.

f) En general: quemaduras o quemaduras solares, ampollas, picaduras de insectos, fracturas u otros traumatismos.

Sudoración profusa por encima del nivel de la lesión, especialmente en la cara, el cuello y los hombros; rara vez se produce por debajo del nivel de la lesión. Piloerección por encima, o rara vez debajo, del nivel de la lesión. Rubor cutáneo por encima del nivel de la lesión, especialmente en la cara, el cuello y los hombros; esto es un signo frecuente.

Investigaciones:
Sangre: embarazo, hemograma.

Orina: infección del tracto urinario.

Imagenología:
Ecografía: buscar distensión de la vejiga, cálculos biliares, trombosis venosa profunda.

Si se sospechan fracturas u otros traumatismos, organizar las imágenes necesarias.

Si hay información disponible de los estudios urodinámicos previos: presencia de disinergia detrusor-esfínter.

Tratamiento.
Médico.
Sentar al paciente inmediatamente y aflojar cualquier ropa o dispositivos constrictivos. El ortostatismo conduce a la acumulación de sangre en las extremidades inferiores y puede reducir la presión arterial.

Si el paciente no tiene una sonda vesical permanente, cateterizar. Si el paciente tiene una sonda vesical, comprobar el sistema de drenaje a lo largo de toda su longitud por torceduras, acodaduras, constricciones u obstrucciones y para asegurarse de la colocación correcta.

Use un agente antihipertensivo de inicio rápido y corta duración, mientras que las causas de la DA se están investigando, si la presión arterial es igual o superior a 150 mm Hg de sistólica. Los agentes más comúnmente utilizados son Nifedipina y nitratos (por ejemplo, Nitroglicerina). La Nifedipina debe ser en la forma de libe-ración inmediata; morder y tragar es el método preferido de administración del medicamento, no la administración sublingual.

DISREFLEXIA AUTONOMICA

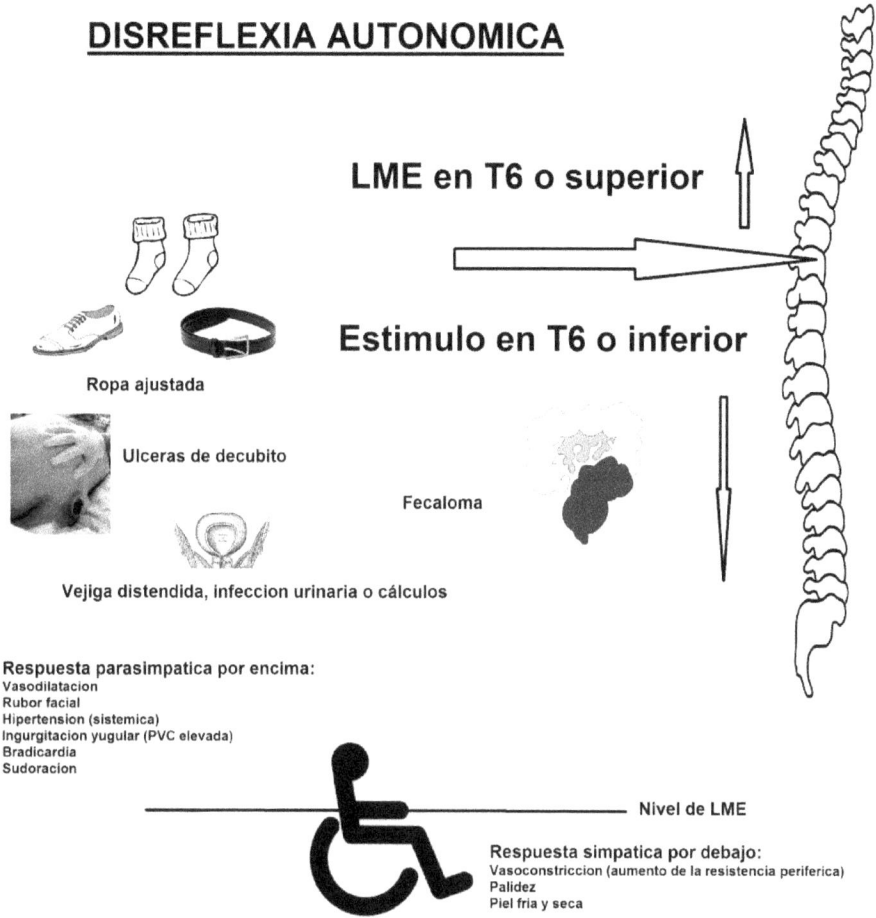

LME en T6 o superior

Estimulo en T6 o inferior

Ropa ajustada

Ulceras de decubito

Fecaloma

Vejiga distendida, infeccion urinaria o cálculos

Respuesta parasimpatica por encima:
Vasodilatacion
Rubor facial
Hipertension (sistemica)
Ingurgitacion yugular (PVC elevada)
Bradicardia
Sudoracion

Nivel de LME

Respuesta simpatica por debajo:
Vasoconstriccion (aumento de la resistencia periferica)
Palidez
Piel fria y seca

Los pacientes que han experimentado previamente episodios de DA son tratados con antihipertensivos antes de los procedimientos que se sabe causan esta reacción.

El tratamiento quirúrgico puede ser necesario si hay factores desencadenantes que lo requieran para su resolución (abscesos, fracturas).

Complicaciones y efectos secundarios.
Las complicaciones asociadas con la disreflexia autonómica resultan de la hipertensión periférica grave e incluyen hemorragia retiniana y/o cerebral, infarto de miocardio, convulsiones y muerte.

Resultados.
Una vez que se elimina el estímulo inicial, la hipertensión se resuelve.

Referencias.

1. The importance of autonomic dysreflexia to the urologist. Shergill IS, Arya M, Hamid R, Khastgir J, Patel HR, Shah PJ. BJU Int. 2004 May; 93(7):923-6.
2. Autonomic dysreflexia and its urological implications: a review. Trop CS, Bennett CJ J Urol. 1991 Dec; 146(6):1461-9.
3. Autonomic dysreflexia: an important cardiovascular complication in spinal cord injury patients. Gunduz H, Binak DF. Cardiol J. 2012; 19(2):215-9.
4. Autonomic dysreflexia: a medical emergency. Bycroft J, Shergill IS, Chung EA, Arya N, Shah PJ. Postgrad Med J. 2005 Apr; 81(954):232-5.
5. Rehabilitation medicine: 1. Autonomic dysreflexia. Blackmer J. CMAJ. 2003 Oct 28; 169(9):931-5.

CAPÍTULO 9. Urgencias en uro-oncología.

J Clavijo.

En urología necesitamos saber sobre emergencias uro-oncológicas porque la mayoría de los pacientes que se presentan con ellas están de alguna manera bajo nuestro cuidado, por lo general bajo el tratamiento compartido de oncología y urología. Las condiciones descritas en el presente capítulo no pertenecen necesariamente a un programa de entrenamiento en urología, pero los miembros del equipo de urología necesitan estar muy conscientes de ellas, iniciar el manejo adecuado y referir de inmediato al paciente a nuestros colegas oncólogos.

Las complicaciones del tratamiento con BCG a veces son infecciosas, por lo que el equipo de bacteriología también ayuda enormemente.

La compresión metastásica de la medula espinal (CMME) es a menudo previsible y requerirá de tratamiento oncológico y/o neuro-quirúrgico y se puede presentar como una RAO.

La hipercalcemia maligna tiene poco que ver con la urología; sin embargo, estos pacientes pueden presentarse con síntomas inespecíficos en el postoperatorio de una nefrectomía cito reductora, y nos llevan a pensar en una complicación quirúrgica cuando la situación requiere una intervención médica igualmente urgente.

La neutropenia en pacientes con enfermedades urológicas puede presentarse como una infección urinaria complicada con un cuadro clínico inusual y de rápida progresión.

La cistitis rádica es un efecto secundario, colateral, indeseable y debilitante. Requiere una solución urológica que tiene que considerar la calidad de vida y ser proporcional a los síntomas.

9.1. Compresión de médula espinal asociada al cáncer urológico.

S Dixit y J Clavijo.

Definición.
Son los síntomas y signos neurológicos causados por la presión sobre la médula espinal de la extensión epidural de los depósitos metastásicos en las vértebras o en la región paravertebral. Cuando esto ocurre a nivel vertebral debajo de L1, que es a nivel o por debajo del cono medular, se llama compresión de la cola de caballo (Cauda Equina). La discusión siguiente relacionada con la CMME también se aplica a la compresión de cola de caballo (CMCE), a menos que se especifique.

Prevalencia: 5-10% de los pacientes con cáncer desarrollan CMME durante el curso de su enfermedad. El riesgo aumenta a 28% en el cáncer de próstata y al 13% en pacientes con cáncer renal con metástasis óseas. En el cáncer de próstata, durante un año, el 10% de las metástasis vertebrales asintomáticas progresan a CMME clínica. Este riesgo aumenta al 25% en 18 meses y al 37% en 2 años en pacientes con cáncer de próstata resistente a la castración. El factor de riesgo más significativo es un tiempo de duplicación del PSA de menos de 3 meses.

Etiología.
1) Extensión directa del tumor a partir de las vértebras al espacio epidural causando congestión venosa, edema e isquemia venosa. Este es el patrón más común en pacientes con cáncer de próstata con metástasis escleróticas. El inicio es sub-agudo con signos prodrómicos de empeoramiento, dolor localizado o radicular, y debilidad en las piernas (fig. 9.1).

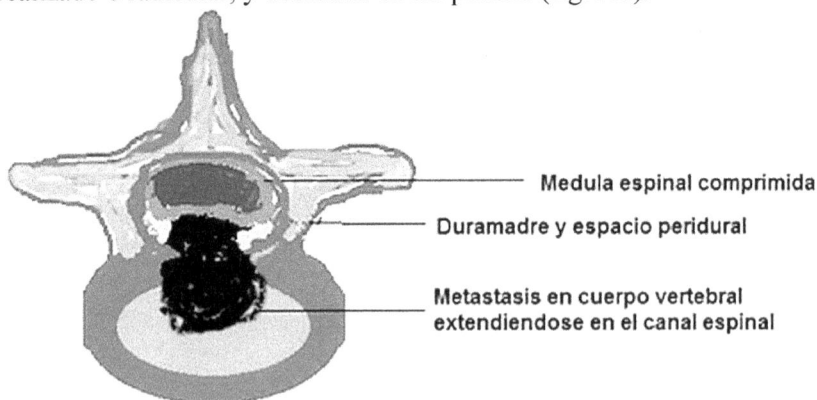

Medula espinal comprimida
Duramadre y espacio peridural
Metastasis en cuerpo vertebral extendiendose en el canal espinal

Fig. 9.1. Metástasis en el cuerpo vertebral que se extiende en el canal espinal causando presión sobre la duramadre y la médula espinal.

2) Colapso o fractura de las vértebras causando compresión directa de la medula por el fragmento de tumor o hueso. Este tipo de CMME es frecuente en metástasis líticas, más comúnmente observadas en cáncer de riñón y cáncer de vejiga. Los pacientes con cáncer de próstata también pueden desarrollar colapso o fractura del cuerpo vertebral después de una exposición prolongada a los anti andrógenos y esteroides. La presentación de este tipo de CMME es aguda y justifica la intervención urgente incluyendo esteroides, medidas de estabilidad columna vertebral e intervención neuro-quirúrgica (fig. 9.2).

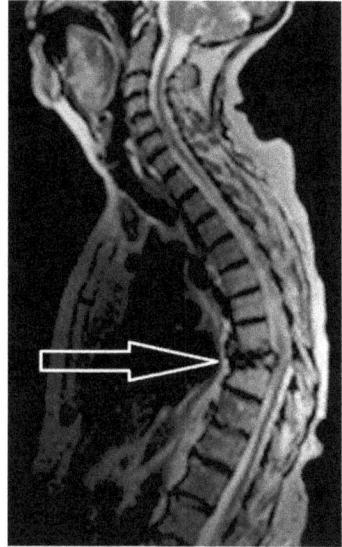

Fig. 9.2. Compresión medular metastásica por fractura de vértebra T8.

3) Las metástasis en la región para-espinal pueden invadir directamente el espacio epidural a través de los agujeros intervertebrales. Este tipo de presentación es poco frecuente en los pacientes con cáncer urológico; sin embargo, podría originarse en metástasis en las costillas situadas en su origen cerca del cuerpo vertebral, o metástasis para-espinales de cáncer de riñón y metástasis en los ganglios linfáticos para-aórticos de tumores de riñón y de células germinales. El inicio de este tipo de compresión es lento y el principal síntoma de presentación es dolor local y radicular (fig. 9.3).

4) Metástasis meníngea: las metástasis en las leptomeninges y en el compartimiento subdural son poco frecuentes en el cáncer urológico. Los pacientes con cáncer de riñón pueden tener metástasis cerebrales y los pacientes con cáncer de próstata por lo general tienen súper scans con un nivel de PSA muy alto. Los síntomas y signos neurológicos pueden indicar la compresión de la medula en múltiples niveles. El diagnóstico se realiza mediante la citología del LCR (la punción lumbar debe evitarse en pacientes con hidrocefalia, metástasis cerebrales múltiples, y en pacientes tratados con anticoagulantes y medicamentos anti plaquetarios). Debido a una alta tasa de

falsos negativos de la citología del LCR, la resonancia magnética con contrate es el examen más útil en el diagnóstico de metástasis meníngeas.

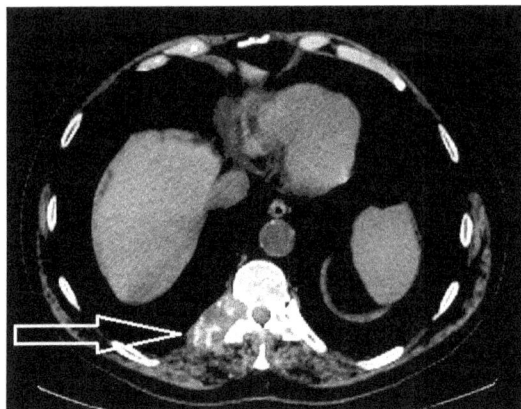

Fig. 9.3. Metástasis en la costilla de cáncer renal invadiendo la columna vertebral.

Diagnóstico.
Historia: alto riesgo de sospecha en pacientes con metástasis vertebrales conocidas. El dolor localizado y radicular es la característica de presentación inicial más común. Los pacientes a menudo comentan sobre opresión en el pecho y dolor que se irradia de atrás a adelante en las metástasis vertebrales torácicas y dolor que se irradia hacia la pierna en las metástasis vertebrales lumbares. Los pacientes pueden ignorar el síntoma precoz de debilidad en las piernas y pueden atribuirlo a debilidad general. Es prudente explorar la historia de la debilidad en las piernas en detalle, preguntando lo que los pacientes no pueden hacer ahora que podían hacer antes. A menudo, los comentarios son "mis piernas se sienten pesadas, me siento inestable, siento que mis piernas no me pertenecen", y "no me puedo sostener con mis piernas". Estas observaciones justifican un examen neurológico detallado. Si otras causas se descartan, como se menciona en la sección de diagnóstico diferencial, entonces debe haber un umbral bajo para la organización de una resonancia magnética.

Examen neurológico: buscar reflejos, evaluar el tono y el poder de miembros, establecer cualquier nivel sensitivo alterado, y explorar las funciones de la vejiga y del esfínter anal. En las CMME de desarrollo lento (tipos 1 y 3 antes mencionados), hay hiper reflexia y reflejos plantares positivos. La pérdida del reflejo anal, tono débil del esfínter anal y distribución en silla de montar de pérdida sensitiva, son sugestivos de compresión de la cola de caballo. En los pacientes con un inicio repentino de la CMME (tipo 2 mencionado anteriormente), los pacientes pueden presentar shock espinal que lleva a hipotensión, trastornos motores y pérdida de reflejos. El nivel sensitivo disminuido por debajo del dermatoma involucrado en la CMME es más evidente en este tipo de presentación. Disfunción vesical e intestinal: la

CMME por encima del nivel L2 dará lugar a la pérdida del control voluntario de la vejiga, pero se mantiene la micción refleja que conduce a frecuencia e incontinencia de urgencia. La compresión de cauda equina debajo de L2 conduce a la retención y la incontinencia por rebosamiento.

Investigaciones.
Si hay sospecha de extensión directa del tumor de las vértebras al espacio epidural solicite radiografía inmediata de las vértebras y una resonancia magnética en menos de una semana. Los pacientes con cáncer de próstata con metástasis óseas limitadas (una pequeña área del zona activa en una gammagrafía ósea reciente), que está respondiendo al tratamiento y que se presenta solo con dolor localizado o dolor que se irradia, pero con reflejos normales y sin síntomas o signos neurológicos, puede hacerse una radiografía del nivel vertebral afectado para evaluar la integridad del mismo. Organice una resonancia magnética en un plazo de una semana.

Sospecha de colapso o fractura de las vértebras causando compresión directa de la médula: debe hacerse una RMN de toda la columna dentro de las 24 horas. En particular, si el dolor empeora con la tos, se irradia sobre el tórax o hacia la pierna y hay una gamma-grafía ósea reciente que muestra compromiso del cuerpo vertebral o metástasis múltiples extensas de la columna vertebral. Los pacientes necesitaran ser internados para controlar su progresión.

Sospecha de metástasis en la región para-espinal: RMN temprana con vigilancia después de la admisión hospitalaria. También se recomienda lo mismo en pacientes con reciente progresión de la enfermedad o un cáncer de próstata recién diagnosticado con síntomas y signos como en los casos anteriores, pero sin signos neurológicos.

En pacientes que se presentan con dolor que se irradia, con cual-quiera de estos signos y síntomas neurológicos: extensión plantar, hiper-reflexia, anestesia en silla de montar con incontinencia y dolor de columna severo y repentino, se debe solicitar una resonancia magnética urgente de toda la columna vertebral. Se deben manejar con inmovilización, cuidados en decúbito y movilización del paciente sin distorsionar la columna. Se debe administrar inmediatamente dosis altas de Dexametasona.
El protocolo de RMN implica imágenes en T1 y T2 con cortes axial, sagital y coronal. Si la RMN está contraindicada (pacientes con válvulas cardíacas y marcapasos), una tomografía computarizada es útil.

Diagnóstico diferencial (estas condiciones pueden coexistir con la CMME):
- Miopatía proximal inducida por esteroides.
- Ciática.

- Metástasis cerebrales.
- Espondilolistesis.
- Fractura osteoporótica de una vértebra provocando compresión.

Los pacientes con miopatía proximal inducida por esteroides pueden presentarse con debilidad en las piernas. La ausencia de dolor en el cuerpo vertebral y reflejos plantares normales descartaría la CMME. La debilidad se limitaría a los muslos, glúteos y hombros.

Los pacientes con metástasis cerebrales pueden tener confusión. La debilidad es generalmente más pronunciada en un lado (lateralización).

Clínicamente, la ciática, la espondilolistesis y fracturas osteoporóticas son difíciles de diferenciar de la CMME. Una RMN de columna es útil para hacer diagnóstico. Las imágenes de difusión ponderada pueden ser útiles para distinguir entre la compresión por fracturas benignas y patológicas.

Tratamiento.
1. Esteroides.
Inicio inmediato de Dexametasona. Dé 16 mg intravenosos. Continúe con 4 mg c/8hs u 8 mg c/12hs vía oral o intravenosa con inhibidores de la bomba de protones. Una vez que un tratamiento específico para la CMME ha sido comenzado, disminuya la dosis de Dexametasona lentamente, reducir la dosis a la mitad cada 3 a 6 días. Una exposición a esteroides durante un período prolongado aumenta el riesgo de infecciones, incluyendo las micóticas. Seguir de cerca el azúcar en la sangre, principalmente en diabéticos conocidos.

2. Inmovilización.
Inmovilizar al paciente hasta que la radiografía simple o RMN descarten fractura o colapso de la columna vertebral. Un collar se debe utilizar ante sospechas de CMME de la columna cervical. Durante la transferencia por enfermería, utilice técnicas sin distorsionar ni angular la columna. Reanudar la movilidad gradualmente después de la finalización del tratamiento.

3. Cirugía.
Contacte al neurocirujano de guardia con urgencia.

Indicaciones de cirugía de la columna:
- Tumor primario desconocido.
- Colapso o fractura de cuerpo vertebral.
- Expectativa de vida de más de 3 meses.
- Dolor incontrolable debido a inestabilidad de la columna.
- CMME limitada a no más de un nivel vertebral.

- Paciente médicamente apto para someterse a una intervención quirúrgica.
- Progresión después de la radioterapia.
- Tumores resistentes a radioterapia, tales como el cáncer de riñón.

La cirugía consiste en la descompresión de la columna vertebral por resección del tumor y fijación de los cuerpos vertebrales adyacentes con tornillos pediculares y barras.

4. Radioterapia.
Cada centro de cáncer debe tener un coordinador de compresión medular metastásica. Póngase en contacto con la unidad coordinadora de radioterapia a la brevedad, tan pronto como la CMME es confirmada por una resonancia magnética o antes si la presentación clínica es muy clara de que sea CMME.

Indicaciones de radioterapia:
- Tumor radio sensible como el cáncer de próstata, mieloma múltiple, tumor de células germinales, y linfoma.
- Después de cirugía.
- Nivel múltiple de compresión de la médula.
- No apto para intervención neuro-quirúrgica.

La radioterapia se da en 5 (20 Gy) o 10 (30 Gy) sesiones (fracciones) durante una a dos semanas. En los pacientes con paraplejia, mal estado funcional y larga duración del cuadro, se da una sola sesión de 8 Gy para el control del dolor. Algunos efectos secundarios transitorios relacionados con La radioterapia son diarrea, náuseas (radioterapia en zona lumbar), dolor de garganta, dolor al tragar, y náuseas (radioterapia torácica y cervical). Estos síntomas duran 1-3 semanas y responden a los medicamentos sintomáticos.

5. Fisioterapia.
La fisioterapia pasiva y luego activa es una parte integral del manejo a largo plazo después de la cirugía o la radioterapia. Los pacientes deben ser alentados a continuar la fisioterapia activa al alta.

6. Sólo cuidados paliativos.
El tratamiento no siempre es necesario, y, en algunos casos, puede causar más molestias que beneficios. Los pacientes con enfermedad avanzada, paraplejia establecida por muchos días, y expectativa de vida limitada pueden mejorar con cuidados paliativos. A estos pacientes se les debería evitar la angustia de la transferencia a un centro de radioterapia y sus efectos secundarios. Varias escalas se han desarrollado para estimar la esperanza de vida de los pacientes con CMME y para identificar los pacientes que podrían beneficiarse con el mejor tratamiento de apoyo paliativo únicamente (sin radioterapia, cirugía, esteroides en altas dosis y fisioterapia activa). El

tratamiento paliativo incluye un curso corto de esteroides, fisioterapia pasiva, el control del dolor y de otros síntomas, y la definición de un plan de atención continuo.

Los pacientes con las siguientes características podrían ser manejados con tratamiento paliativo:
- Estado de performance 4 antes de desarrollar la CMME. ,
- Múltiples metástasis viscerales y óseas.
- No ambulatorio con potencia cero en ambas piernas por más de 7 días.

7. Prevención.
a) Aumentar el conocimiento: educar a los pacientes con metástasis de la columna vertebral sobre el riesgo y las complicaciones de la CMM. Asesorar a los pacientes a contactar a su médico inmediatamente o asistir a emergencia si comienza a sentir cualquiera de estos síntomas:
- Una banda de dolor en el pecho o en el abdomen asociado con entumecimiento en las piernas.
- Aparición repentina o deterioro rápido de debilidad en las piernas que lleva a la dificultad para caminar.
- La aparición súbita de sensación de entumecimiento sobre la parte inferior.
- El desarrollo súbito o rápido de retención de orina con incontinencia por rebosamiento.

b) Bifosfonatos: el Ácido Zoledrónico (Zometa®) 4 mg por vía intravenosa durante 15 minutos en un goteo de solución salina repetida cada 3 semanas ha demostrado retrasar la aparición de compresión de la médula y fracturas. En los pacientes refractarios a hormonas y con cáncer metastásico a los huesos, el riesgo de CMME se redujo desde 6,9 hasta 4,3% (no significativo) durante un seguimiento de 15 meses. La dosis debe reducirse a medida que disminuye la FFG.
Indicación: múltiples metástasis vertebrales, con o sin dolor.
Toxicidad del Ácido Zoledrónico:
- Disminución de la función renal: monitoree la creatinina sérica en cada visita; reducir la dosis con bajas FFG. Está contraindicado si hay deshidratación y la FFG es menor de 40 mL/minuto.
- Necrosis de mandíbula: el riesgo de necrosis mandibular y maxilar es de 1,4%. Para reducir el riesgo los pacientes de-ben tener una consulta odontológica antes de comenzar el Ácido Zoledrónico. Una extracción dental o cualquier procedimiento invasivo dental se debe hacer antes de empezar el tratamiento y deben ser evitados si los pacientes están recibiendo Ácido Zoledrónico. Si cualquier procedimiento invasivo

dental es necesario, se debe suspender al menos 3-4 semanas antes de cualquier intervención. Alentar a los pacientes a usar enjuague bucal regular y mantener una buena higiene oral.

- Hipocalcemia: monitorear el calcio sérico y dar tabletas orales de calcio y vitamina D.
- Los síntomas "gripales" son manejados con Paracetamol.

c) Denosumab: es un anticuerpo monoclonal, que inhibe los osteoclastos, se da 120 mg por vía subcutánea cada 4 semanas para prevenir los eventos relacionados con el esqueleto en el cáncer de próstata metastásico resistente a la castración. Ha demostrado una eficacia similar al Ácido Zoledrónico en el retraso de la CMME en pacientes con cáncer de próstata metastásico resistente a la castración. Después de una exposición media de 10-11 meses, el riesgo de CMME fue del 3% con Denosumab en comparación con 4% con Ácido Zoledrónico. Sin embargo, el tiempo medio de aparición de eventos relacionados con el esqueleto, incluyendo fractura, necesidad de la radioterapia y la CMME, fue significativamente mayor con Denosumab (20,7 meses vs.17 meses). El riesgo de necrosis de mandíbula es 2% e hipocalcemia 13% en comparación con el 1% y 6%, respectivamente con Ácido Zoledrónico. El Denosumab no afecta la función renal. Dado 60 mg por vía subcutánea cada 6 meses disminuyó la incidencia de fractura vertebral en el cáncer de próstata no metastásico sensible a hormonoterapia del 3,9% al 1,5% (estadísticamente significativo).

d) Vertebro-plastia de vértebra colapsada: la inyección guiada por radiología de cemento óseo en el cuerpo vertebral colapsado ayuda a aliviar el dolor y proporciona estabilidad de la columna vertebral. Sin embargo, actualmente no hay evidencia de que la vertebro plastia reduce el riesgo de la CMME. Este procedimiento no está indicado en pacientes con CMME inminente o establecida.

e) Estilo de vida: los pacientes con metástasis de columna deben evitar levantar pesos y movimientos que implican el torcer la columna vertebral. Se deben recomendar ejercicios de resistencia para incrementar la masa muscular.

f) Resonancia magnética: actualmente no hay exámenes recomendados para la detección o seguimiento del desarrollo de CMME de las metástasis óseas vertebrales conocidas. Es prudente tener una RMN como línea de base en pacientes de alto riesgo que tienen extensas metástasis vertebrales en la gammagrafía ósea o rápido aumento de PSA con un tiempo de duplicación de menos de 3 meses.

g) Comunicación con el los pacientes y los familiares: mantenga a los pacientes y sus familiares (con el permiso de los pacientes) informados acerca de la causa, la gravedad, las opciones de tratamiento y el pronóstico de la compresión de la médula espinal. A menudo, los pacientes tienen expectativas poco realistas de recuperación. La no recuperación conduce a la decepción y está a frustración, insatisfacción y la pérdida de confianza en los médicos tratantes. La información a tiempo y realista ayuda a los pacientes a planificar sus compromisos futuros, estilo de vida, y proporciona una oportunidad para planificar sus actividades diarias. Anote todas las conversaciones con los pacientes y las recomendaciones de otros profesionales médicos.

Resultados.
1. Sobrevida.
Los pacientes con CMME suelen tener peor sobrevida debido al avance de la enfermedad metastásica y complicaciones después de la CMME. Los pacientes que no recuperan la movilidad son propensos a tener infecciones urinarias y respiratorias recurrentes.

2. Recuperación de la movilidad.
La recuperación en la movilidad o el mantenimiento de la movilidad es más rápida después de la cirugía. Después de la radioterapia, la recuperación comienza en 1-2 semanas. La probabilidad de recuperación es del 80% con enfermedad hormono sensible y si la cirugía o la radioterapia se lleva a cabo dentro de las 48 horas de desarrollo de debilidad en las piernas. La probabilidad se reduce a sólo el 20% si el tratamiento con cirugía o radioterapia se retrasa más de 48 horas de la aparición de debilidad en las piernas. Los pacientes con cáncer de próstata tienen un mejor resultado con la radioterapia en comparación con los pacientes con cáncer de células renales.

3. Recurrencia.
La recurrencia de la CMME en el mismo sitio es frecuente. El riesgo de CMME en otro nivel vertebral depende de la extensión de las metástasis, y la respuesta de la enfermedad al tratamiento. Las metástasis vertebrales Múltiples, el tiempo de duplicación del PSA inferior a 3 meses y la enfermedad que no responde a la medicación tienen una mayor probabilidad de recurrencia de la CMME.

Referencias.
1. Spinal Surgery for Palliation in Malignant Spinal Cord Compression. Akram, H. and J. Allibone. Clinical oncology. 22(9): 792-800. 2010.
2. Spinal Cord compression. Baehring, J. In: DeVita, Hellman, and Rosenberg's Cancer Principles & Practice of Oncology. J. V. De Vita, Lawrence TS, Rosenberg SA. Philadelphia, Lippincott Williams & Wilkins. 2: 2441. 2008.

3. Early diagnosis and treatment is crucial for neurological recovery after surgery for metastatic spinal cord compression in prostate cancer. Crnalic, S., C. Hildingsson, et al. Acta Oncol. 2012.

4. An extended role for CT in the emergency diagnosis of malignant spinal cord compression. Crocker, M., R. Anthantharanjit, et al. Clinical radiology 66(10): 922-927. 2011.

5. Denosumab versus Zoledronic acid for treatment of bone metastases in men with castration-resistant prostate cancer: a randomised, double-blind study. Fizazi, K., M. Carducci, et al. Lancet 377(9768): 813-822. 2011.

6. Acute morbidity reduction using 3DCRT for prostate carcinoma: a randomized study. Koper, P. C. M., J. C. Stroom, et al. International journal of radiation oncology, biology, physics 43(4): 727-734. 1999.

7. Hemorrhagic cystitis following radiotherapy for stage Ib cancer of the cervix. Levenback, C., P. J. Eifel, et al. Gynecol Oncol 55(2): 206-210. 1994

8. Sensitivity and specificity of MRI in detecting malignant spinal cord compression and in distinguishing malignant from benign compression fractures of vertebrae. Li, K. C. and P. Y. Poon. Magn Reson Imaging 6(5): 547-556. 1988.

9. Skeletal complications in patients with bone metastases from renal cell carcinoma and therapeutic benefits of Zoledronic acid. Lipton, A., A. Colombo-Berra, et al. Clin Cancer Res 10(18 Pt 2): 6397S-6403S. 2004.

10. Zoledronic Acid Is Superior to Pamidronate in the Treatment of Hypercalcemia of Malignancy: A Pooled Analysis of Two Randomized, Controlled Clinical Trials. Major, P., A. Lortholary, et al. Journal of Clinical Oncology 19(2): 558-567. 2001.

11. Flavoxate hydrochloride for urinary urgency after pelvic radiotherapy: comparison of 600 mg versus 1200 mg daily dosages. Milani, R., S. Scalambrino, et al. J Int Med Res 16(1): 71-74. 1988.

12. Metastatic spinal cord compression guidance. NICE. 2008.

13. Bone metastases from solid tumours - Denosumab: guidance. NICE. 2012

14. Pathologic fracture and metastatic spinal cord compression in patients with prostate cancer and bone metastases. Nieder, C., E. Haukland, et al. BMC Urol 10: 23. 2010.

15. A Randomized, Placebo-Controlled Trial of Zoledronic Acid in Patients With Hormone-Refractory Metastatic Prostate Carcinoma. Saad, F., D. M. Gleason, et al. Journal of the National Cancer Institute 94(19): 1458-1468. 2002.

16. Zoledronic acid is effective in preventing and delaying skeletal events in patients with bone metastases secondary to genitourinary cancers. Saad, F. and A. Lipton BJU Int 96(7): 964-969. 2005.

17. Denosumab in men receiving androgen-deprivation therapy for prostate cancer. Smith, M. R., B. Egerdie, et al. N Engl J Med 361(8): 745-755. 2009.

18. Frequency of screening magnetic resonance imaging to detect occult spinal cord compromise and to prevent neurological deficit in metastatic castration-resistant prostate cancer. Venkitaraman, R., S. A. Sohaib, et al. Clin Oncol (R Coll Radiol) 22(2): 147-152. 2010.

19. Skeletal complications and survival in renal cancer patients with bone metastases. Woodward, E., S. Jagdev, et al. Bone 48(1): 160-166. 2011.

9.2. Complicaciones del tratamiento con BCG intravesical.

R De Los Santos y J Clavijo.

Definición.
La administración intravesical de una solución de bacilos de Calmette-Guérin (BCG), una cepa viva atenuada de Mycobacterium bovis, se ha convertido en un piedra angular del tratamiento adyuvante para el cáncer superficial de vejiga. Existen varias cepas de BCG, pero ninguna ha demostrado mayor eficacia, lo mismo ocurre con la cantidad de unidades formadoras de colonias (UFC) presentes. La descripción de la técnica está más allá del objetivo de este capítulo.

Indicaciones de tratamiento con BCG Intravesical:
Pacientes que tienen carcinomas transicionales de vejiga no musculo invasivo (superficiales) con CIS o grado 3 ("alto grado" y que recidivan precozmente luego de una RTU correcta) y grado 2 seleccionados.

Para pTa-pT1 grado 2, la Mitomicina intravesical es prácticamente igual de eficaz y tiene menos efectos adversos.

Contraindicaciones:
- Infecciones del tracto urinario.
- Hematuria activa.
- Pacientes sometidos a una resección transuretral o biopsia en las últimas 4 semanas.
- Cateterización traumática de la vejiga en la semana precedente.
- Tuberculosis activa.
- Fármacos antituberculosos (Estreptomicina, PAS, Isoniazida, Rifampicina, Etambutol).
- Deficiencia de respuesta inmunitaria de origen congénito, adquirido, iatrogénico, por fármacos u otra terapia.
- Serología VIH +.
- Embarazo, lactancia.
- Fiebre.

Clasificación.
Complicaciones sistémicas (<1%) y vesicales (5%). En general, el 95% de los pacientes no tienen efectos secundarios graves.

Efectos secundarios vesicales:

a) Aproximadamente 2 de cada 3 personas tienen cistitis (sensación de ardor hipogástrico).
b) 7 de cada 10 personas tienen polaquiuria.
c) Aproximadamente 1 de cada 4 personas tienen hematuria.
d) Aproximadamente 1 de cada 2 personas tienen síntomas gripales por 24 a 48 horas después de cada tratamiento (por ejemplo, fiebre, chuchos de frío y fatiga).
e) Alrededor de 1 o 2 de cada 100 personas tienen dolor en las articulaciones.

Evaluación.
Urocultivo para descartar una sobreinfección bacteriana, y una IU a BCG. Rx de tórax. PPD.

Tratamiento.
Las opciones varían de acuerdo a la severidad de la toxicidad desde retrasar las instilaciones hasta su suspensión. Realizar el tratamiento sintomático de los síntomas gripales. Aumentar la diuresis en la hematuria o iniciar irrigación vesical, si es necesario. Utilice anticolinérgicos para la polaquiuria. Algunos pacientes encuentran alivio con productos de arándano.

Efectos secundarios sistémicos:
En raras ocasiones, el BCG se puede propagar en forma sistémica, lo que lleva a una infección potencialmente mortal. Los efectos secundarios sistémicos varían desde malestar leve y fiebre hasta en casos raros, sepsis fatal. Efectos adversos en el tracto genitourinario: prostatitis granulomatosa sintomática, orqui-epididimitis, obstrucción uretral o absceso renal.

Síntomas de "BCG-itis" sistémicos:
a) Fiebre y escalofríos.
b) Dolor articular.
c) Náuseas o vómitos.
d) Tos, disnea.
e) Erupción cutánea.
f) Astenia.
g) Confusión o mareos.

Evaluación.
Urocultivo para descartar una infección bacteriana, RX de tórax. Hemocultivo para tuberculosis.

Tratamiento.

Cuando se produce una infección diseminada por BCG, suspender las instilaciones. El tratamiento antituberculoso (Isoniazida y Rifampicina) con o sin glucocorticoides debe administrarse durante un máximo de 6 meses.

A pesar de su toxicidad, la relación riesgo-beneficio favorece el uso de BCG en pacientes con tumores vesicales superficiales de alto riesgo y es una opción para los de riesgo intermedio.

Referencias.

1. Complications of intravesical BCG immunotherapy. www.uptodate.com.
2. BCG treatment. Lamm DL, van der Meijden PM, Morales A, et al. Journal of Urology 1992, 147(3):596-600.
3. Bladder cancer treatment. www.cancerresearchuk.org.
4. BCG intravesical instillations: recommendations for side-effects management. Rischmann P, Desgrandchamps F, Malavaud B, Chopin DK. Eur Urol. 2000; 37 Suppl 1:33-6.
5. Marker tumour response to Evans and Pasteur bacille Calmette-Guérin in multiple recurrent pTa/pT1 bladder tumours: report from the Medical Research Council Subgroup on Superficial Bladder Cancer (Urological Cancer Working Party). Fellows GJ, Parmar MKB, Grigor KM, et al. British Journal of Urology 1994; 73: 639–644.

9.3. Hipercalcemia en los tumores malignos urológicos.

R Ghierra y J Clavijo.

Definición.
Es el calcio sérico mayor de 10,5 mg/dl o 2.6 mmol/L. La hipercalcemia puede causar trastornos del ritmo cardíaco y un aumento en la producción de gastrina con la consiguiente gastritis o úlceras gástricas (incluyendo perforación).

Etiología.
Las metástasis al hueso producen una liberación de calcio. Los canceres primarios con metástasis óseas más frecuentes en Urología son el cáncer de próstata y el cáncer de células renales. El cáncer renal y el feocromocitoma también pueden producir un péptido similar a la PTH que aumenta el calcio sérico, dando un síndrome para-neoplásico. El calcio también puede elevarse como consecuencia de la inmovilización prolongada, insuficiencia renal y rabdomiolisis.

Los niveles altos de calcio reducen la excitabilidad neuromuscular.

El 99% del calcio del cuerpo está en los huesos, y sólo el 0,1% es extracelular (suero).

Clasificación.
*   Leve: <12 mg / dl
*   Moderada: 12-14 mg / dl
*   Severa: > 14 mg / dl

Diagnóstico.
Historia:
*   SNC: dificultades cognitivas, ansiedad, depresión, confusión y coma.
*   Sistema neuromuscular: fatiga muscular y mialgia.
*   Renal: poliuria y polidipsia, deshidratación.
*   Gastrointestinal: náuseas y vómitos, anorexia, estreñimiento, dolor abdominal, gastritis.
*   Esquelético: dolor óseo, osteoporosis.
*   Cardiovascular: hipertensión, acortamiento del intervalo QT, onda T ancha, onda de Osborn (Figura 9.4), arritmias cardíacas.

Antecedentes: litiasis urinaria, nefrocalcinosis, calcificación vascular, hipertrofia miocárdica. Presencia de metástasis óseas. Hipercalcemia familiar.

Historia medicamentosa: diuréticos, fármacos anticancerosos, tratamiento hormonal, vitamina D, litio.

Examen: principalmente neuro-muscular.

Investigaciones:
Sangre: función renal e ionograma completo, calcemia, Mg, eventualmente PTH.

Imagen: cuando el paciente este estable, Ecografía urinaria y rayos X de aparato urinario y centellograma óseo.

Otros. ECG o monitorización cardiaca.

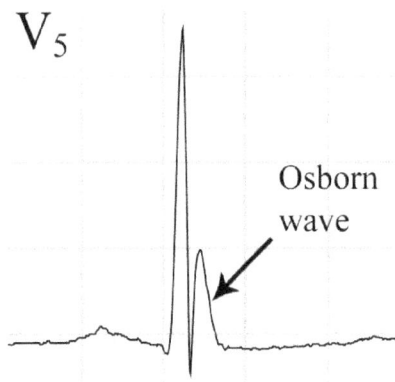

Figura 9.4. Onda de Osborn.

Tratamiento.
Médico.
En primer lugar, ¿existen directivas anticipadas? La decisión de, si debe o no, tratar la hipercalcemia (y cómo) cuando es causada por cáncer metastásico, depende de los objetivos del tratamiento en general. El tratamiento de la hipercalcemia puede reducir el dolor, mejorar la calidad de vida y permitir que el paciente pueda reanudar sus actividades y someterse a tratamientos específicos para el cáncer.

La hipercalcemia leve se puede tratar de forma electiva con bifosfonatos.

Casos moderados y graves: corregir el nivel de calcio es la prioridad. Hágalo por rehidratación rápida. Esto por lo general hay que hacerlo con solución salina i/v. Control hemodinámico según sea necesario. La hipercalcemia grave (> 14 mg/dL o 3,5 mmol/L) pue-de necesitar un monitoreo de cuidados intensivos ya que puede ser necesario el reemplazo de líquidos con control de la PVC y monito-reo cardíaco permanente. Cuando esté estable, añadir Furosemide, 40 mg i/v. Si hay insuficiencia renal, el paciente puede necesitar hemofiltración, sobre todo si la diuresis no se recupera después del manejo inicial con hidratación.

Además hay que actuar sobre la fuente de la hipercalcemia mediante la adición de Ácido Zoledrónico, Denosumab o Calcitonina (que es de acción rápida) de acuerdo con su protocolo de oncología local.

Complicaciones y efectos secundarios.
La complicación más relevante de la hipercalcemia es coma y muerte.

En relación con el tratamiento, evitar el edema pulmonar durante la rehidratación del paciente.

Resultados.
La hipercalcemia se puede corregir. La presencia de metástasis, sin embargo, da un mal pronóstico, especialmente en el cáncer renal.

Referencias.
1. Clinical practice. Hypercalcaemia associated with cancer. Stewart AF. N Engl J Med. 2005 Jan 27; 352 (4): 373-9.
2. A Practical Approach to Hypercalcemia. Carroll MF, Schade DS. Am Fam Physician. 2003 May 1; 67(9):1959-1966.
3. BCCA Protocol Summary Guidelines for the Diagnosis and Management of Malignancy Related Hypercalcemia. British Columbia Cancer Agency.
   http://www.bccancer.bc.ca/chemotherapy-protocols-site/Documents/Supportive%20Care/SCHYPCAL_Protocol_1Oct2012_rev.pdf. On 08/04/2016.
4. Acute Hypercalcaemia: emergency endocrine guidance. Society for Endocrinology.
   https://www.endocrinology.org/policy/docs/13-02_EmergencyGuidance-AcuteHypercalcaemia.pdf. On 08/04/2016.

9.4. Cistitis y proctitis rádicas.

A Machado, S Dixit y J Clavijo.

1. Cistitis rádica.

Definición.
Son eventos involuntarios, indeseables y adversos que ocurren durante y después del ciclo de radioterapia. La reacción de la vejiga a la radiación a menudo se presenta con el síndrome de cistitis que es similar al que se presenta ante la etiología infecciosa.

Etiología.
La cistitis rádica puede ocurrir después de la radioterapia a cualquier tumor pélvico. Observada (con disminución de frecuencia) en: cáncer del cuello uterino, útero, próstata y vejiga. El riesgo de padecer cistitis rádica se incrementa con mayor dosis de radiación, mayor volumen de la vejiga y otras comorbilidades como la diabetes, la hipertensión y otras enfermedades vasculares. Los pacientes con cáncer de próstata con síntomas urinarios bajos tienen mayor riesgo de contraer cistitis rádica aguda.

Incidencia: con radioterapia estándar, 66 Gy a la próstata, y radioterapia 3-D conformacional: 47% de grado 1, el 17% grado 2 y 2% de grado > 2 de toxicidad urológica.

Clasificación.
Cualquier reacción la radiación se clasifica como **aguda o tardía**. La reacción a la radiación aguda ocurre durante o hasta 3 meses después de finalizar la radioterapia. Las reacciones tardías suelen comenzar 6 meses después de finalizar la radioterapia.

Diagnóstico y tratamiento.

A. Cistitis rádica aguda.
Estos son eventos no deseados (una complicación) que ocurre durante y hasta 3 meses después del ciclo de radioterapia. La mayoría de estos son temporales y se resuelven con tratamiento médico y conservador. Los signos y síntomas son similares a cualquier cistitis infecciosa y a una vejiga hiperactiva. Los síntomas aumentan a partir de la segunda semana de iniciar la radioterapia y el pico ocurre 1-2 semanas más tarde, antes de la normalización en 4-8 semanas. Los síntomas son: polaquiuria, urgencia, disuria, incontinencia por urgencia y en raras ocasiones, sobre todo en el cáncer de próstata, la retención urinaria. Ocasionalmente puede haber hematuria leve.

Tabla 9.4.1. Clasificación: Grupo de Oncología radioterápica (RTOG). Criterios de clasificación de la cistitis rádica aguda			
Grado 1	Grado 2	Grado 3	Grado 4
Frecuencia miccional o nocturia dos veces mayor que en pre tratamiento. Disuria o urgencia que no requieren medicación.	Frecuencia de micción o nocturia menos frecuente que cada hora. Disuria, urgencia o espasmos de la vejiga que requieren anestésicos locales (por ejemplo Fenazopiridina).	Frecuencia con urgencia y nocturia cada hora o con mayor frecuencia. Disuria, dolor pélvico o espasmo de la vejiga que requiere narcóticos. Hematuria con o sin coágulos.	Hematuria que requiere transfusión. Obstrucción vesical no secundaria a coágulos, ulceración o necrosis.

Criterios de clasificación de la cistitis radica aguda. Grupo de oncología radioterápica (RTOG).

Manejo: es importante explicar a estos pacientes que estos son efectos secundarios esperados, que requieren atención si empeoran.

Grado 1: explicación, apoyo, aumentar la ingesta de líquidos, descartar infección, alcalinice la orina con Citrato de Potasio (10 mL v/o tres o cuatro veces al día, controlar el potasio sérico, sobre todo en diabéticos o insuficiencia renal). Los productos de arándano también se han encontrado útiles en algunos pacientes. La radioterapia puede continuar.

Grado 2: manejar como grado 1 y añadir un anticolinérgico como Oxibutinina 5 mg por la noche. La dosis habitual es de 5 mg, 2-3 veces al día. Con cistitis rádica grado 2, la mayoría de los pacientes tienen beneficios con 5 mg por la noche, esté atento a una posible retención en pacientes con cáncer de próstata. La radioterapia podría continuar.

Grado 3: manejar como grado 2, aumentar la dosis de Oxibutinina o considere otro anticolinérgico, utilizar opioides como la Morfina y/o antiinflamatorios como Diclofenac. Si no mejoran, entonces los pacientes necesitan admisión. La radioterapia puede ser interrumpida si los síntomas no mejoran.

Grado 4: detener la radioterapia, necesita un ingreso urgente, líquidos por vía intravenosa, irrigación de la vejiga, anticolinérgicos, opiáceos y medidas de apoyo.

B. Cistitis rádica tardía.

Esta por lo general comienza 6 meses después de la radioterapia. El riesgo puede continuar aumentando hasta 3 años después de la radioterapia. Los síntomas son hematuria macroscópica, contractura de la vejiga y baja distensibilidad, lo que provoca el aumento de la frecuencia y urgencia miccionales, úlcera(s) de la vejiga causando dolor pélvico y disuria. Formación de vasos capilares patológicos nuevos y anormales, que cistoscópicamente son vistos como telangiectasia, endarteritis, fibrosis y úlceras de la mucosa.

Clasificación: la clasificación es de acuerdo a criterios de terminología común para los eventos adversos (Clavien-Dindo):

Grado	Descripción
1	Hematuria microscópica; aumento mínimo de la frecuencia, urgencia, disuria, nocturia o incontinencia de aparición nueva
2	Hematuria moderada; aumento moderado de la frecuencia, urgencia, disuria, nocturia o incontinencia; necesidad de colocación de catéter urinario o irrigación de la vejiga; limitación de algunas actividades de la vida diaria
3	Hematuria macroscópica; transfusión, necesidad de medicamentos intravenosos u hospitalización; intervención endoscópica, radiológica o quirúrgica electiva
4	Complicaciones de riesgo vital; intervención quirúrgica o radiológica urgente
5	Muerte

Anatomía patológica: los tejidos sufren un deterioro progresivo marcado por una reducción de los pequeños vasos sanguíneos y fibrosis. Estos eventos pueden ser exacerbados por la infección o alteración quirúrgica en la zona afectada. Por otra parte, los efectos más nocivos de la radioterapia se deben a endarteritis obliterante. La cistitis hemorrágica se presenta típicamente entre los 6 meses y 10 años después de la radioterapia.

Hallazgos de cistoscopia: en las lesiones por radiación aguda la cistoscopia se caracteriza por cambios como:
- Telangiectasia.
- Eritema difuso.
- Prominente neo vascularización de la sub mucosa.
- Edema de la mucosa.

Manejo de la cistitis rádica tardía.

Grado 1: necesita cistoscopia, fomentar la ingesta de líquidos y vaciar regularmente la vejiga, anticolinérgicos, descartar otras causas de cistitis (cultivo).

Grado 2: cistoscopia, irrigación de la vejiga, resto manejo como grado 1.

Grado 3: manejo como grado 2 más terapia médica: Pentoxifilina, estrógenos u oxígeno hiperbárico. Terapia local: lavado vesical, cistoscopia y fulguración, escleroterapia local y Formalina.

a) La Pentoxifilina se ha demostrado útil para aliviar el dolor debido a la fibrosis rádica. Mejora el flujo de sangre por la disminución de su viscosidad. Esto aumenta el flujo sanguíneo en la microcirculación afectada y mejora la oxigenación de los tejidos.

b) Oxígeno hiperbárico (TOH): si ya se han producido fibrosis e isquemia significativa, la terapia de oxígeno hiperbárico no revierte los cambios y solo evita una lesión mayor. La TOH, tiene una tasa de respuesta de 27-92% y una tasa de recurrencia de 8-63%. La TOH se administra como oxígeno al 100% a 2-2,5 atm. Cada sesión dura 90 a 120 minutos y los pacientes reciben sesiones 5 días semanales para un total de 40-60 sesiones.

c) Escleroterapia local: en pacientes seleccionados con hematuria intratable esta puede ser controlada con la inyección endoscópica de un agente esclerosante (por ejemplo, 1% Ethoxysclerol) en la zona hemorrágica de la mucosa de la vejiga.

d) Irrigación de la vejiga: en orden creciente de toxicidad, estos agentes incluyen Alúmina 1%, ácido Aminocaproico y 1-10% de Formalina.

La Formalina, una solución al 37% de formaldehído y agua (preparada en la farmacia), es un fijador de tejidos. Para la irrigación de la vejiga se usa una solución 1-10% (4% es lo preferido). Llenar manualmente la vejiga por acción de la gravedad (bolsa de solución < 15 cm por encima de la sínfisis del pubis para controlar la presión); el tiempo de contacto oscila entre 14 minutos para una solución de 10% a 23 minutos para una solución al 5%. Este es un procedimiento doloroso y requiere anestesia general. La tasa de respuesta es 52 a 89% y la tasa de recurrencia es de 20-25%.

La Alúmina, que también se prepara en farmacia, provoca la precipitación de proteínas en los espacios intersticiales y las membranas celulares, causando la contracción de la matriz extracelular y el taponamiento de los vasos sangrantes. Una solución al 1% se prepara mezclando 50 g de sulfato de aluminio y potasio en 5 litros de agua destilada; se realiza una irrigación intravesical a una velocidad de 3-5 mL/min y hasta un máximo de 10 mL/min, si el retorno no es claro. Se continúa durante 6 horas después que el sangrado se detiene. La Alúmina tiene una tasa de respuesta del 50-80% y la tasa de recurrencia es del 10%.

e) Los derivados de estrógeno se han utilizado para corregir el tiempo de sangría prolongado. El mecanismo de acción de los estrógenos conjugados en la cistitis rádica es desconocido. En las complicaciones de la cistitis rádica, el tiempo de sangrado suele ser normal. La dosificación es Estilbestrol 5 mg/día por vía oral durante 4-7 días. Los Estrógenos conjugados, tienen una tasa de respuesta del 100% y la tasa de recurrencia es 20%.

Grado 3-4: los procedimientos quirúrgicos adicionales incluyen: nefrostomía percutánea, embolización de la arteria ilíaca interna, ileostomía, y cistectomía. Todas estas son opciones si la hemorragia persiste o hay obstrucción o síntomas que no respondan a otros tratamientos.

2. Proctitis rádica.

Definición.
Es la inflamación y las lesiones en el recto después de la radioterapia. Al igual que en la cistitis radica, son eventos involuntarios, indeseables y adversos que ocurren durante y después del ciclo de tratamiento. Presente En 8 al 14% de los pacientes con radioterapia pélvica.

Etiología.
La inflamación del recto es secundaria a endarteritis isquémica post radica. Esto puede conducir a fibrosis, angiodisplasias y úlceras.

Casi el 50% de los pacientes con neoplasias pélvicas son candidatos a radioterapia en algún momento de su enfermedad.

Clasificación.
La proctitis puede ser dividida en aguda y crónica.

Una lesión aguda se produce dentro de las seis semanas luego del tratamiento con radiación. Los síntomas asociados con proctitis radica aguda incluyen diarrea, urgencia, incontinencia fecal y sangrado rectal.

La proctitis radica crónica ocurre hasta en el 75% de los pacientes que reciben radiación pélvica. Puede aparecer meses o décadas después del tratamiento. Los síntomas son similares a las experimentadas en una lesión aguda. Es una enfermedad progresiva.

Diagnóstico.

Historia: diarrea, urgencia, dolor y tenesmo. Sangrado, fístulas y oclusión también pueden presentarse en casos graves. Antecedentes: protocolo de radioterapia usado y condiciones digestivas anteriores. Historia medicamentosa: pasada y presente. Anticoagulación o anti agregación.

Examen: descartar peritonitis. El tacto rectal puede ser doloroso, en caso de duda, posponerlo, o pedir interconsulta con un cirujano colo-rectal.
Investigaciones:
Sangre: hemograma, ionograma y función renal.

Imagen: TAC si se sospechan complicaciones.

Otros: organizar una colonoscopia, donde el diagnóstico y la extensión de la enfermedad pueden ser confirmados. También puede permitir el tratamiento con coagulación con haz de argón de áreas anormales.

Tratamiento.
Médico.
Agudo: si los síntomas persisten y son leves, los antidiarreicos pueden ser suficientes. El Balsalazide, Sulfasalazina, Mesalazina y Olsalazine se pueden utilizar como enemas líquidos o de espuma, o supositorios. Lo mismo se aplica a la Hidrocortisona, Sucralfato y Amifostina.

La terapia con oxígeno hiperbárico puede utilizarse de forma electiva.

Quirúrgico.
Sólo considerado cuando falla todo lo demás, ya que las anastomosis intestinales tienden a la dehiscencia en pacientes irradiados. El tratamiento quirúrgico es individualizado basado en el estado del paciente y los hallazgos intra-operatorios. La falla de la anastomosis es de aproximadamente 50% (con un pronóstico sombrío).

Complicaciones y efectos secundarios.
Fístulas y oclusión intestinal.

Resultados.
Los procedimientos quirúrgicos en los intestinos irradiados tienen tasas de morbilidad de 12 a 65% y tasas de mortalidad de 2-13%. Casi el 50% de los pacientes que sobreviven a una laparotomía por lesión intestinal radica requiere otra operación para corregir daños subsecuentes intestinales por la radiación. En éstos, la tasa de mortalidad es del 25%.

Referencias.
1. Chemical- and radiation-induced haemorrhagic cystitis: current treatments and

challenges. Payne H, Adamson A, Bahl A, Borwell J, Dodds D, Heath C, Huddart R, McMenemin R, Patel P, Peters JL, Thompson A. BJU Int. 2013. Nov; 112(7): 885-97.

2. The use of the hyperbaric oxygenation therapy in urology. Passavanti G. Arch Ital Urol Androl. 2010 Dec; 82(4):173-6.

3. Management of radiation cystitis. Smit SG, Heyns CF. Nat Rev Urol. 2010 Apr; 7(4):206-14.

4. Urologic emergencies in the cancer patient. Russo P. Semin Oncol. 2000 Jun; 27(3): 284-98.

5. Non-surgical interventions for late radiation proctitis in patients who have received radical radiotherapy to the pelvis. Denton A, Forbes A, Andreyev J, Maher EJ. Cochrane Database Syst Rev. 2002 ; (1): CD003455.

6. The management of intractable haematuria. Choong SK, Walkden M, Kirby R. BJU Int. 2000 Dec; 86(9): 951-9.

7. Intravesicular instillation of E-aminocaproic acid for patients with adenovirus-induced hemorrhagic cystitis. Lakhani A, Raptis A, Frame D, Simpson D, Berkahn L, Mellon-Reppen S, Klingemann H. Bone Marrow Transplant. 1999 Dec; 24(11): 1259-60.

8. Guidelines for the diagnosis, prevention and management of chemical- and radiation-induced cystitis. Payne H, Thompson A, Adamson A, Bahl A, Borwell J, Dodds D, Heath C, Peters J. Journal of Clinical Urology. 2014; 7 (1): 25-35.

9. Hemorrhagic cystitis: A challenge to the urologist. Manikandan R, Kumar S, Dorairajan LN. Indian Journal of Urology. 2010; 26(2): 159-166.

9.5. Sepsis neutropénica post-quimioterapia.

E Eguiluz y J Clavijo.

Definición.
La neutropenia es un nivel anormalmente bajo de neutrófilos. El rango normal es de 2.5 a 7.5 x 10^9/L. La neutropenia moderada es 0,5 a 1,0 x 10^9/L. La neutropenia grave es por debajo de 0,5 x 10^9/L. Un cierto grado de neutropenia se presenta en aproximadamente la mitad de las personas con cáncer que están recibiendo quimioterapia.

La neutropenia es el principal factor predisponente que puede determinar una infección en un paciente con cáncer.

Para definir la sepsis neutropénica además de los valores mencionados, puede asociarse fiebre y/o signos de sepsis como elementos de hipo-perfusión y taquicardia. En los pacientes graves puede verse también hipotermia. Se asocia a una elevada morbilidad, mortalidad y costos.

Etiología.
Supresión del sistema hematopoyético secundaria a:
A. Quimioterapia.
B. Metástasis en la médula ósea.
C. Radioterapia que afecta la médula ósea.
D. Enfermedades onco-hematológicas.

Los pacientes ancianos y/o inmunodeprimidos con neutropenia severa o de larga duración son más propensos a desarrollar una infección. Para los pacientes con neutropenia, incluso una infección menor puede convertirse rápidamente en sistémica. El recuento nadir ocurre aproximadamente de siete a 14 días después de la quimioterapia.

Clasificación.
A. Alto riesgo: síntomas severos, hipotensión, deshidratación, mayores de 70 años. Hipotermia o comorbilidades.
B. Bajo riesgo: ambulatorio, síntomas leves, normo tensos, bien hidratados, edad menor de 60 años.

Diagnóstico.
Historia:
a) Temperatura, escalofríos o sudoración.
b) Dolor abdominal.
c) Dolor en el área perianal
d) Disuria o micción frecuente.

e) Diarrea o llagas alrededor del ano.

f) Inflamación alrededor de la herida, o en el sitio de inserción de un catéter intravenoso.

g) Flujo o picazón vaginal inusual.

Antecedentes del paciente: tumor, régimen de tratamiento y cuando sucedió, comorbilidades. Historia medicamentosa: pasada y presente.

Exploración física: buscar focos. Descartar ITU y peritonitis.

Investigaciones:

Sangre: hemograma, cultivos de sangre de vena periférica y de catéteres venosos. Dímero D y fibrinógeno para buscar coagulación intravascular diseminada. Función renal, pruebas de función hepática, PCR, VES, estudios de coagulación.

Imagenología: RX de tórax y TAC son estudios básicos en estos pacientes.

Otros: cultivo de orina u otros focos.

Tratamiento.

Médico.

Generalmente estará a cargo de un equipo multidisciplinario. El manejo exitoso depende del reconocimiento temprano. Resucitar y re-hidratar al paciente. Piperacilina y Tazobactam intravenosos. Los aminoglucósidos no se deben utilizar para el tratamiento empírico inicial, a menos que el foco sea una clara infección urinaria. Pasar a un tratamiento dirigido al foco una vez obtenido los primeros estudios paraclínicos.

Las reducciones de dosis de quimioterapia, posponer la misma y el uso de factores estimulantes de colonias pueden ser indicados más tarde por el equipo de Oncología (paciente estable).

Quirúrgico.

Drenar o resecar cualquier foco encontrado.

Complicaciones y efectos secundarios.

5% de los casos necesitará cuidados intensivos.

Resultados.

La mortalidad es de aproximadamente 5% a 11%. La mortalidad es del 18% en bacteriemia Gram-negativa y 5% en bacteriemia Gram-positiva.

Referencias.

1. Neutropenic sepsis: prevention and management in people with cancer. NICE Clinical Guideline. National Institute for Health and Care Excellence. https://www.nice.org.uk/guidance/cg151. On 08/04/2016.

2. Management of febrile neutropenia: ESMO Clinical Practice Guidelines. de Naurois J, Novitzky-Basso I, Gill MJ, Marti FM, Cullen MH, Roila F; ESMO Guidelines Working Group. Ann Oncol. 2010 May; 21 Suppl 5: 252-6.

3. Chemotherapy-induced neutropenia: risks, consequences, and new directions for its management. Crawford J, Dale DC, Lyman GH. Cancer. 2004 Jan 15; 100(2): 228-37.

CAPÍTULO 10. Tratamiento del dolor agudo en Urología.

A Schwartzmann, P Castromán y J Clavijo.

Introducción.
Las urgencias urológicas que cursan con dolor generan gran ansiedad en el paciente y su familia así como en el equipo de salud. Los pacientes deben ser tratados lo antes posible para revertir esta situación así como para detener las consecuencias fisiológicas negativas del dolor agudo como ser: taquicardia, hipertensión e hiperglicemia (respuesta simpática).

El dolor aparece en la mayoría de los casos como síntoma de una enfermedad subyacente por lo que este aliviará al tratar la patología que lo causó.

Clasificación.
Las urgencias urológicas que cursan con dolor podrán ser clasificadas en: traumáticas y no traumáticas:
1. Urgencias traumáticas: trauma renal, ureteral, vesical, uretral y genital.
2. Urgencias no traumáticas: retención urinaria aguda, urgencias escrotales (torsión testicular, torsión de apéndices testiculares u orquiepididimitis) parafimosis y priapismo, gangrena de Fournier, pielonefritis aguda, absceso peri-renal, renal y pionefrosis. Prostatitis aguda. Cólico nefrítico.

Estas tendrán según cada caso resolución por tratamientos antibióticos o bien sanción quirúrgica pero hasta que esto no se resuelva debemos aliviar el dolor.

Tratamiento.
Para calmar el dolor deberemos establecer la intensidad del mismo para lo que lo usamos un método para cuantificar el dolor. Una escala sencilla y de fácil aplicación es la escala verbal numérica en la que el dolor se cuantificará desde 0 a 10. **El dolor será leve de 1 a 3, moderado de 4 a 6 y severo de 7 o más.** Esto nos permitirá calmar el dolor según la escalera analgésica de la OMS (Organización Mundial de la Salud). Fig. 10.1. Según la intensidad del dolor cuando este sea leve se utilizaran AINES intravenosos. Si este fuera moderado se utilizarán AINES más opiáceos débiles intravenosos, y si el dolor fuera severo se comenzará con opiáceos mayores siendo una forma rápida y efectiva realizarlo con bolos intravenosos. La vía de elección en las urgencias será la intravenosa siempre que sea posible. El dolor se reevaluará periódicamente según cada situación y en base a esto se valorarán cambios en el tratamiento.

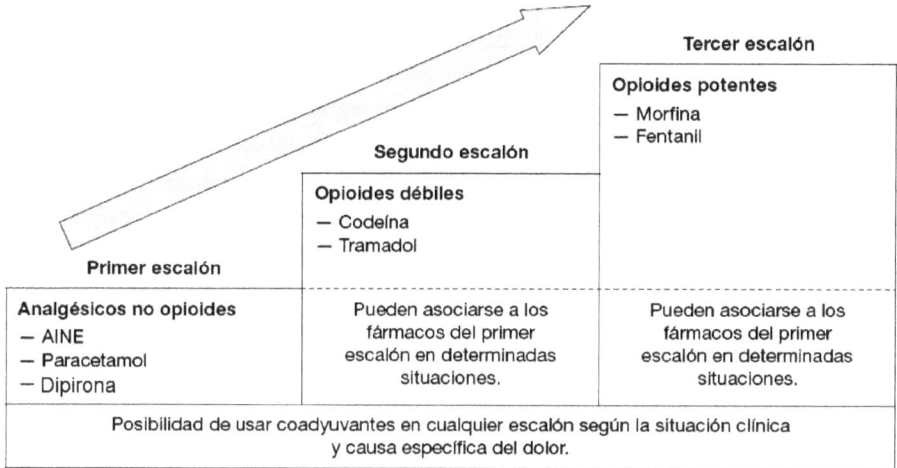

Fig. 10.1. Escalera analgésica. OMS.

El Paracetamol se podrá utilizar como coadyuvante en todas las intensidades del dolor. Si en los cuadros dolorosos participan vísceras huecas provocando dolor tipo cólico se administrarán además antiespasmódicos como Metilbromuro de Hioscina 20 mg diluidos por vía intravenosa.

Fármacos:
AINES.
Los AINES (analgésicos, antiinflamatorios no esteroideos) son un grupo heterogéneo de fármacos que comparten su mecanismo de acción: la inhibición de la enzima ciclo-oxigenasa (COX). La COX 1 es una enzima constitutiva con importantes funciones fisiológicas mientras que la COX 2 es una enzima inducida por procesos inflamatorios. Las diferencias entre los diferentes AINES está dada por la proporción en que estos inhiban a la COX 1 o a la COX 2 lo que les dará también su perfil de seguridad. Son los fármacos más utilizados en el dolor agudo, presentan efecto techo por lo que una vez alcanzadas sus dosis máximas aumentar las dosis solo incrementara los efectos adversos, no los terapéuticos. Por esto no se recomienda la asociación de más de un AINE. Presentan sinergia de potenciación con los opioides aumentando el efecto de estos.

Los principales efectos adversos por inhibición de la COX1 con disminución de las prostaglandinas son: gastritis, daño renal y anti-agregación plaquetaria.

Los AINEs más utilizados son:
1. Dipirona (o Metamizol): tiene sobretodo efecto analgésico y antipirético. Dosis de 1000 mg cada 6 horas. Dosis máxima 4 a 6 gramos por día. Puede dar reacciones anafilácticas, anemia aplásica y agranulocitosis. Precaución en pacientes alérgicos y con plaquetas bajas.

219

2. Derivados del ácido propiónico: Ketoprofeno e Ibuprofeno. Efecto analgésico y antiinflamatorio. Gastro lesividad moderada. Presentan inhibición similar COX 1 y Cox 2. Ketoprofeno: dosis de 1 a 2 mg por kg. cada 6 u 8 horas. Dosis máxima 300 mg por día. Ibuprofeno: dosis de 400 a 600 mg cada 8 o 12 horas. Dosis diaria recomendada: 1200 mg por día y la dosis máxima: 2400mg por día.

3. Ketorolac: efecto analgésico marcado y potencia antiinflamatoria menor. Dosis de 10 a 30 mg. Dosis máximas 90 mg día. No se deberá administrar nunca más allá de los 5 días ya que se han descrito reacciones adversas severas en su uso más allá de este periodo.

4. Paracetamol (o Acetaminofeno): su mecanismo de acción es en parte por inhibición de la COX sólo a nivel central por lo que presenta un excelente perfil de seguridad y no comparte los efectos adversos de los AINEs. El efecto adverso más temido es la hepatitis aguda o fulminante producida por la acumulación del metabolito tóxico. Se puede asociar a AINEs. Dosis: 500 a 1000 mg cada 6 horas. Dosis máxima diaria 4-6 gramos. Proparacetamol: presentación intravenosa como pro droga.

Opiáceos.

Los fármacos opiáceos potencian el sistema opioide endógeno teniendo efecto a nivel de la médula espinal, tronco encefálico y encéfalo. Sus efectos terapéuticos son: analgesia (sin dosis techo), euforia, sensación de bienestar, mejoría de la sensación de disnea. Sus principales efectos adversos son: náuseas y vómitos, estreñimiento, retención aguda de orina, depresión respiratoria, miosis, dependencia, tolerancia y adicción.

1. Morfina: agonista puro de receptores *mu*. Muy útil en el dolor severo. Dosis 0,1 mg kilo. Si debemos realizar bolos intravenosos para calmar un dolor agudo estos se realizarán a intervalos de 20 minutos hasta que el dolor calme.

2. Meperidina: es un agonista mu diez veces menos potente que la Morfina posee un efecto anticolinérgico intrínseco. Presenta un metabolito activo la normeperidina que es pro convulsivante. Dosis 1 mg por kilo. Su administración aguda en bolos es igual que la morfina. Por las razones mencionadas, y su mayor costo, usar Morfina.

3. Codeína: es considerada por algunos autores como una pro droga ya que ejerce su efecto terapéutico al metabolizarse a Morfina a nivel hepático. Esto corresponde habitualmente a un 10%, máximo un 15% de la codeína total. Está prohibido su uso en niños menores de 12 años y en madres en

período de lactancia. Dosis: de 30 a 50 mg cada 6 u 8 horas. Dosis máxima diaria: 240 mg. Por las razones mencionadas, usar Morfina.

4. Tramadol: es un agonista *mu* débil, planteándose para su efecto analgésico otros mecanismos como la inhibición de la re captación de serotonina a nivel espinal, presenta por esto menos efectos adversos y es en general bien tolerado. Puede provocar mareos y vómitos. Dosis 1 a 2 mg/kg cada 6 u 8 horas. Dosis máxima 400 mg por día.

Tratamiento del dolor en el Cólico Nefrítico.
El dolor en estos casos es intenso, se trata de un dolor visceral, donde la distensión ureteral es el principal mecanismo del dolor sumado a la liberación de prostaglandinas en las paredes del órgano. Por este motivo el tratamiento del dolor es una urgencia, la vía de administración de fármacos es la intravenosa y se basa en analgésicos sistémicos como la Dipirona, antiinflamatorios no esteroideos como el Diclofenac y eventualmente antiespasmódicos como la hioscina. De inicio de se recomienda una perfusión de Diclofenac Sódico 1 mg/kg mg en 100 ml. de suero glucosado al 5% a pasar en 30 minutos hasta tres veces por día. Como alternativa al Diclofenac puede utilizarse Ketoprofeno. Si se agregan antiespasmódicos usar Hioscina a pasar en 30 minutos, hasta 3 veces por día. Si no mejora el dolor, se puede agregar Tramadol 1 a 2 mg/kg a pasar en 30 minutos, hasta 4 veces al día o Morfina 0,1 mg / Kg oral, I/V o I/M + antiemético c/6-8hs.

Dolor agudo Postoperatorio.
La estrategia analgésica se debe planear desde el preoperatorio teniendo en cuenta la intensidad del dolor y el procedimiento propuesto, así como comorbilidades de cada paciente. Contamos con analgésicos y además con dispositivos para la administración de los mismos que estarán o no indicados para cada cirugía en particular:
1. Bombas de infusión continua (dial a flow). Son dispositivos que permiten la infusión intravenosa continua de fluidos y fármacos a una velocidad precisa. Estos serán particularmente útiles para la infusión de opiáceos ya que en infusión continua estos logran un nivel de analgesia constante y disminuyen los riesgos de aparición de efectos adversos.

2. Bombas de analgesia controlada por el paciente (PCA): son dispositivos que permiten la administración de medicación, permitiendo además la autoadministración de bolos de analgésico, estas se programan y podremos determinar cada cuanto administrar los mismos así como dosis límites. Estos dispositivos son sumamente eficaces ya que se acortan los tiempos entre que el paciente siente dolor y se le administra el analgésico. Pueden ser tanto para uso intravenosos o peridural. La analgesia peridural consiste en la administración de anestésicos locales y opiáceos a través

de un catéter colocado en el espacio peridural, el mismo será colocado por el anestesiólogo en el preoperatorio. Se podrán administrar estos fármacos en forma intermitente, continua o por PCEA. Se deberá contar con personal de enfermería entrenado en estos dispositivos o de lo contrario deberán ir a un área de cuidados intermedios. Para removerlo es importante contar con una crasis sanguínea normal, se suspenderá la heparina clásica 6 horas antes, las heparinas de bajo peso 12 horas antes y en el caso de los dicumarínicos se controlará con INR.

Litotricia extracorpórea.
Luego de este procedimiento la analgesia se manejará a demanda ya que no todos los pacientes la requerirán. Se utilizarán AINEs vía oral asociados a espasmolíticos.

Procedimientos trans-uretrales, adenomectomías.
AINEs intravenosos cada 6 horas y si el dolor fuera más intenso opiáceos menores cada 6 horas vía oral, subcutánea o intravenosa. Usar antiespasmódicos en casos de urgencia producida por la presencia de la sonda.

Cirugías laparoscópicas, cirugías menores de escroto, pene y región inguinal o procedimientos transvaginales.
Habitualmente serán suficientes los AINEs intravenosos cada 6 horas, pero podrán requerir rescates intravenosos con Morfina. El utilizar bajas presiones de insuflación y una buena des insuflación del neumoperitoneo reducen el dolor postoperatorio. Para las cirugías de escroto, pene y región inguinal se aconseja la realización de bloqueos con anestésicos locales.

Cirugías retroperitoneales, nefrectomía y otras lumbotomías.
Analgesia intravenosa por infusión continua de opiáceos. PCA de ser posible. Se disminuirá progresivamente a partir del cuarto día.

Nefrectomía transperitoneal, cistectomía radical y prostatectomía radical.
Analgesia peridural, por PCEA o infusión continua. Bupivacaína 0,25% + Fentanyl 2 microgramo por ml; 5 a 15 ml/hr por infusión continua con catéter peridural. PCA intravenosa como segunda opción. Se mantendrá los primeros 4 días, se planeara luego un pasaje progresivo a analgesia I/V en bolos y luego vía oral a partir del sexto día.

Referencias.
1. Essentials of pain medicine. Benzon, Raja, Liu, Fishman, Cohen. Third edition 2011. Elseiver.

2. Systematic review of the relative efficacy of non-steroidal anti-inflammatory drugs and opioids in the treatment of acute renal colic. Holdgate A, Pollock T. BMJ. 2004 Jun 12; 328(7453): 1401.
3. EAU guidelines on pain management. Bader P, Echtle D, Fonteyne V, Livadas K, De Meerleer G, Paez Borda A, Papaioannou EG, Vranken JH. World J Urol. 2012 Oct; 30(5): 677-86.
4. Pain and its treatment in urology. Tenti G, Hauri D. Urol Int. 2004; 73(2): 97-109.
5. The treatment of pain in Urology. Heid F, Jage J. BJU Int. 2002 Sep; 90(5): 481-8.
6. Comprehensive treatment of chronic pain by medical, interventional, and integrative approaches: the American academy of pain medicine. Deer TR, Leong MS, Buvanendran A, Gordin V, Kim PS, Panchal SJ, et al. New York: Springer; 2013. p1104.

Epílogo.

Este libro surgió de la necesidad. Necesitábamos tener una guía sencilla para manejar a los pacientes con problemas agudos y urgentes de Urología en atención secundaria y terciaria. No queríamos que la información se diluyese en fisiopatología. Queríamos respuestas directas y a nuestro alcance.

Creo que el trabajo intenso de nuestro equipo ha dado sus frutos.

Dr. Jorge Clavijo Eisele.

Índice analítico.

Índice onomástico.